人体解剖学实验教程

张静淑　于　鲲◎编著

东北大学出版社
·沈　阳·

ⓒ 张静淑　于　鲲　2025

图书在版编目（CIP）数据

人体解剖学实验教程／张静淑，于鲲编著. --沈阳：东北大学出版社，2025.6. --ISBN 978-7-5517-3866-8

Ⅰ．R322-33

中国国家版本馆 CIP 数据核字第 2025J8K892 号

出 版 者：	东北大学出版社
	地　址：沈阳市和平区文化路三号巷 11 号
	邮编：110819
	电话：024-83683655（总编室）
	024-83687331（营销部）
	网址：http://press.neu.edu.cn
印 刷 者：	沈阳市第二市政建设工程公司印刷厂
发 行 者：	东北大学出版社
幅面尺寸：	170 mm×240 mm
印　　张：	8.5
字　　数：	130 千字
出版时间：	2025 年 6 月第 1 版
印刷时间：	2025 年 6 月第 1 次印刷
责任编辑：	汪彤彤
责任校对：	周文婷
封面设计：	潘正一
责任出版：	初　茗

ISBN 978-7-5517-3866-8　　　　　　　　　　　　定　价：40.00 元

前 言

人体解剖学是研究人体结构的学科，它从宏观和微观两个层面探究人体的形态、位置、关系和结构。作为生物医学工程专业的基础学科，人体解剖学对于理解人体的生理功能和病理变化具有重要意义。实验教学是整个解剖教学过程中的重要环节，解剖教学的效果与实验教学密切相关。

本书针对生物医学工程专业的特点及实际教学条件撰写而成。本教程分为运动系统、内脏学、脉管系统、特殊感觉器官、神经系统、创新性实验技术6章，包括14个实验项目，每个实验都详细介绍了实验目的、实验材料和实验内容等。同时，结合教学内容，每个实验都包含临床案例和复习思考题，帮助学生具体、形象地理解、认识和掌握人体的重要结构，旨在培养学生分析问题和解决问题的能力。本教程还包括6节创新性实验技术的内容，使学生能够了解最新的解剖学实验及研究技术。

本实验教程主要适用于生物医学工程、智能医学工程等工科专业学生，也可作为教师备课和授课的参考书。

鉴于著者学识有限，书中难免有不妥或疏漏之处，恳请读者不吝赐教，以便不断完善。

著 者

2025年1月

目 录

第一章 运动系统 / 1

    实验一 骨学与关节学（一）/ 1

    实验二 骨学与关节学（二）/ 13

    实验三 骨骼肌 / 21

第二章 内脏学 / 31

    实验一 消化系统 / 31

    实验二 呼吸系统 / 39

    实验三 泌尿生殖系统 / 44

第三章 脉管系统 / 52

    实验一 心脏 / 52

    实验二 动脉和静脉 / 59

    实验三 淋巴系统 / 67

第四章 特殊感觉器官 / 72

第五章 神经系统 / 80

    实验一 脊髓、脊神经 / 80

    实验二 脑、脑神经 / 85

    实验三 内脏神经 / 90

    实验四 脑和脊髓的被膜、脑室和脑脊液、脑的血管 / 93

第六章 创新性实验技术 / 96

第一节 人体 3D 实验室——三维建模技术与虚拟现实解剖技术 / 96

第二节 影像解剖技术的应用概述 / 99

第三节 X 射线技术在人体解剖学研究中的应用 / 100

第四节 MRI 技术在人体解剖学研究中的应用 / 106

第五节 超声技术在人体解剖学研究中的应用 / 110

第六节 血管造影技术在人体解剖学研究中的应用 / 112

参考文献 / 114

中英文名词对照 / 117

第一章 运动系统

实验一 骨学与关节学（一）

一、实验目的

学习骨的分类和构造；关节的基本结构、辅助结构及运动形式；躯干骨的组成，脊柱的组成和连结，胸廓的组成和形态；颅的组成、分部，颞下颌关节。

二、实验材料

1. 标本：完整骨架，躯干骨标本，颅骨标本，四肢骨标本。
2. 模型：颅骨、椎骨、蝶骨、筛骨、颅底、脊柱等。
3. 影像资料：骨与关节解剖视频。

三、实验内容

（一）骨学总论

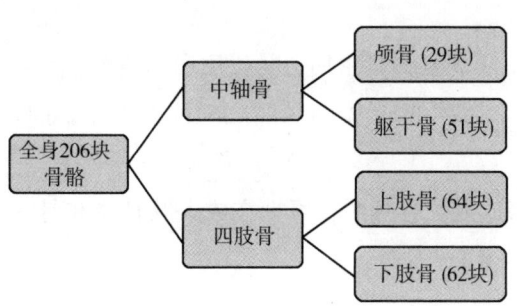

1. 骨的形态

在全身骨骼骨架标本上观察全身骨的构成和分类，区分长骨、短骨、扁骨和不规则骨。

（1）长骨（long bones）：呈长管状，分为一体两端，两端膨大部分称为骨骺，中间部分是骨干。主要分布于四肢，如股骨、胫骨、肱骨等。

（2）短骨（short bones）：呈立方形，主要分布于手、足等既能承受压力又能活动、连结牢固、运动较复杂的部位。如手部的腕骨、足部的跗骨等。

（3）扁骨（flat bones）：呈板状，主要构成腔壁，对腔内的器官起保护作用，如顶骨、枕骨、胸骨、肋骨等。

（4）不规则骨（irregular bones）：形状不规则，如椎骨、蝶骨、颞骨等。

2. 骨的构造

观察新鲜猪骨的纵切解剖标本。

（1）骨膜（periosteum）：覆盖在骨内、外表面上的一层结缔组织膜。骨膜内含有丰富的血管、淋巴管和神经，对骨起营养作用。

（2）骨质：是骨的主要组成部分，分为骨密质（compact bone）和骨松质（spongy bone）。骨密质位于骨的表层，骨膜下方。长骨体的骨密质较厚，骨骺端表面的骨密质较薄。骨松质主要分布在长骨的骺及其他类型骨的内部，由骨小梁构成，呈海绵状。

（3）骨髓（bone marrow）：骨髓存在于骨髓腔和骨松质的间隙内，分为红骨髓和黄骨髓。胎儿及幼儿的骨髓均为红骨髓。从6岁左右起，长骨骨髓腔内的红骨髓逐渐被脂肪替代，成为黄骨髓，红骨髓仅存在于椎骨、肋骨、胸骨、髂骨及长骨骨骺端的骨松质内。

（4）X线片。

在X线片上可观察到骨密质、骨松质和骨髓腔。

①骺软骨：在小儿肱骨体和骨骺之间可见不显影的带状或线状部分，称骺软骨。

②骺线：与成人肱骨对照，可见在成人肱骨体和骨骺之间有一均匀一致的白线，称骺线。

3. 骨的化学成分

骨的化学成分包括有机质和无机质。

（1）煅烧骨（去掉有机质）：虽形状不变，但非常松脆，失去弹性。

（2）脱钙骨（去掉无机质）：虽有骨的外形，但柔软且有弹性，可打"结"。

（二）骨连结总论

1. 骨连结的分类

（1）直接连结：相邻的骨之间以结缔组织膜、软骨或骨直接相连。观察颅骨的骨缝、椎骨间的椎间盘、髋骨，注意成人与幼儿的不同之处。

（2）间接连结：又称关节，是全身骨的主要连结形式。

2. 关节的基本结构

观察切开关节囊的肩关节标本和矢状面肩关节标本，了解滑膜关节的基本结构。

（1）关节面（articular surface）：关节内相邻骨的接触面，肱骨头和肩胛骨的关节盂一凸一凹，关节面上覆盖一层较薄的关节软骨。

（2）关节囊（articular capsule）：分内、外两层。外层为纤维层，厚而坚韧；内层为滑膜层，可分泌滑液，起到润滑和减少摩擦的作用。

（3）关节腔（articular cavity）：由关节软骨和关节囊共同围成的密闭腔隙，含少量滑液。

3. 关节的辅助结构

（1）韧带（ligament）：观察完整膝关节标本，可见膝关节外侧连于股骨外上髁和腓骨头肩的腓侧副韧带，膝关节内侧连于股内上髁和胫骨内侧髁的胫侧副韧带，上述均为囊外韧带。观察切开关节囊的膝关节标本，可见连于胫骨髁间隆起与股骨内、外侧髁的两条交叉韧带，此为囊内韧带。

（2）关节盘（articular disc）：观察切开关节囊的胸锁关节，可见两关节面间有一软骨结构，即为关节盘。

（3）关节唇（articular labrum）：观察切开关节囊的肩关节，可见关节盂周缘的关节唇。

4. 关节的运动

（1）移动：骨关节面在另一骨关节面上的滑动。

（2）屈和伸：沿冠状轴的运动。相邻关节的两骨角度变小为屈，反之为伸。

（3）收和展：沿矢状轴的运动。向正中面靠拢的运动为内收，反之为外展。

（4）旋转：沿垂直轴的运动。骨的前面转向内侧称旋内，转向外侧称旋外。

（5）环转：冠状轴和矢状轴上的复合运动，骨的近端在原位转动，远端做圆周运动。

（三）躯干骨

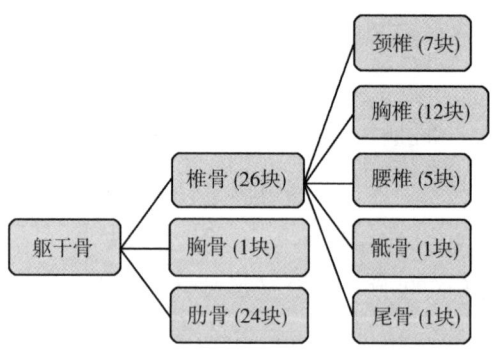

1. 椎骨的一般形态

取胸椎标本观察。

椎骨（vertebra）由椎体和椎弓构成，椎体和椎弓围成椎孔。全部椎孔连成椎管，容纳脊髓。由椎弓发出7个突起，正中向后伸出的是棘突，向两侧突出一对横突，两侧向上一对上关节突和向下一对下关节突，4个关节突分别与上、下椎骨形成关节。椎体与椎弓相连处变细，称为椎弓根。两个相邻椎弓根围成椎间孔（intervertebral foramina），脊神经由此通过。

2. 各部椎骨的主要特征

观察脊柱的解剖标本。

（1）颈椎（cervical vertebrae）：椎体较小，椎孔较大，呈三角形，横突上有孔，称横突孔，内有动、静脉通过。第2~6颈椎的棘突较短，末端分叉。

①第一颈椎：又称寰椎，由前弓、后弓和侧块构成，无椎体、棘突和关节突。侧块上、下有关节面，分别与枕髁和第2颈椎相关节。前弓的后面有齿突凹，与枢椎的齿突相关节。

②第二颈椎：又称枢椎，其椎体向上伸出一指状突起，称为齿突，与寰椎的齿突凹相关节。

③第三颈椎：又称隆椎，其形态、大小与胸椎相似，棘突特别长，末端不分叉，低头时极易在皮下触及，故临床上将其作为计数椎骨序数的标志。

（2）胸椎（thoracic vertebrae）：椎体横切面呈心形，椎体两侧和横突上有与肋骨相关节的肋凹。棘突较长，伸向后下方，呈叠瓦状排列。

（3）腰椎（lumbar vertebrae）：椎体最粗壮，横切面呈肾形。棘突短而宽，呈板状，水平伸向后方，相邻的棘突间距较大，临床上常经此处的棘突间隙做穿刺。

（4）骶骨（sacrum）：由5块骶椎融合而成，呈三角形。上端为底，底中线向前的突出称岬。前面光滑略凹，可见椎体融合痕迹的4条横线及4对骶前孔。后面粗糙隆凸，中线上有骶正中棘，棘两侧各有4个骶后孔。中央有骶椎椎孔连成的骶管，骶管下端有骶管裂孔，裂孔两侧有骶角。骶骨两侧面上宽下窄，上部各有耳状面与髋骨耳状面相关节。

（5）尾骨（coccyx）：由4块退化的尾椎融合而成。

3. 胸骨

在全身整体骨架标本上观察胸骨。

胸骨（sternum）位于胸前壁正中，上宽下窄，自上而下分为胸骨柄、胸骨体和剑突三部分。胸骨柄上缘的中份为颈静脉切迹，其两侧为锁切迹，与锁骨相关节。胸骨柄和胸骨体的连结处形成微向前凸的角，称为胸骨角（sternal angle），可在体表摸到。第2肋与胸骨角侧方相连结，因此胸骨角可作为计数肋的标志。

4. 肋

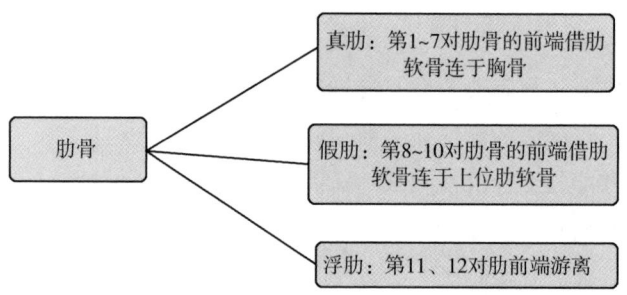

在游离肋骨上观察，肋（rib）可分为体、前端和后端 3 部分。后端膨大，由肋头和肋颈构成。肋头为末端的膨大，有关节面与相应胸椎的肋凹相关节。肋头外侧稍细的部分称肋颈，颈后外方有肋结节，其上有关节面，与横突肋凹相关节。肋体内面下缘处一浅沟称肋沟，活体有肋间神经和血管走形。体的后份急转处称肋角。

（四）躯干骨的连结

1. 椎骨间的骨连结

（1）椎体间的连结。

椎体之间通过椎间盘、前纵韧带和后纵韧带相连结。椎间盘（intervertebral disc）是连结相邻两个椎体的纤维软骨盘。观察椎间盘横断标本，可见椎间盘中央部为柔软且富有弹性的髓核（nucleus pulposus），周围部是由多层纤维软骨环按同心圆排列组成的纤维环（anulus fibrosus）。各部椎间盘厚薄不一，中胸部最薄，颈部较厚，腰部最厚，故颈、腰部活动度较大。同时，注意观察椎间孔的位置。在椎体和椎间盘的前面有上下纵行的前纵韧带；从去椎弓标本上观察，可见椎体和椎间盘的后面有后纵韧带。

（2）椎弓间的连结。

包括椎弓板、棘突、横突间的韧带连结和上、下关节突之间的滑膜关节连结。取经正中线纵剖的脊柱标本观察，可见连结相邻的两个棘突之间的棘间韧带（interspinal ligament），连于两棘突末端的棘上韧带。连于相邻两椎弓板之间的称黄韧带（ligamenta flava），连于相邻横突之间的称横突间韧带（intertransverse ligaments）。同时，相邻椎骨的上、下关节突构成关节突关节（zygapophyseal joint）。

2. 脊柱

在完整骨架上观察，可见脊柱（vertebral column）由24块椎骨、1块骶骨和1块尾骨及其连结组成。脊柱位于背部正中，构成人体的中轴，上承托颅、下接下肢。

（1）脊柱的整体观。

从侧面观察脊柱，可见颈、胸、腰、骶4个生理弯曲。其中，颈曲、腰曲凸向前，胸曲、骶曲凸向后。从后面观察脊柱，所有椎骨棘突连贯形成纵嵴。颈椎棘突短而分叉，近水平位；胸椎棘突细长，斜向后下方，呈叠瓦状；腰椎棘突呈板状，水平伸向后方，棘突之间间隙较大。

（2）脊柱的运动。

相邻椎骨间的连结稳固，活动范围很小，但各椎间盘和关节突关节运动范围的总合很大，可做屈、伸、侧屈、旋转和环转运动。

3. 胸廓

胸廓（thorax）由12块胸椎、12对肋和1块胸骨及骨连结共同构成。

（1）胸廓的连结。

①肋头关节（joint of costal head）：由肋头的关节面与相邻胸椎体的上、下肋凹构成。

②肋横突关节（costotransverse joint）：由肋结节关节面与胸椎横突肋凹构成。

③胸肋关节（sternocostal joints）：由第2~7肋软骨与胸骨相应的肋切迹构成。

（2）胸廓的整体观。

在完整的骨性胸廓标本上观察可见：胸廓有上、下两口及相互延续的前、后和两侧壁。胸廓上口较小，由第1胸椎、第1对肋及胸骨柄上缘围成。胸廓下口宽而不规则，由第12胸椎、第11~12肋、肋弓和剑突共同围成，两侧肋弓在中线构成向下开放的胸骨下角。

(五) 颅骨及其连结

通过颅骨标本观察颅的组成、分部,以及各颅骨的相对位置及形态结构。

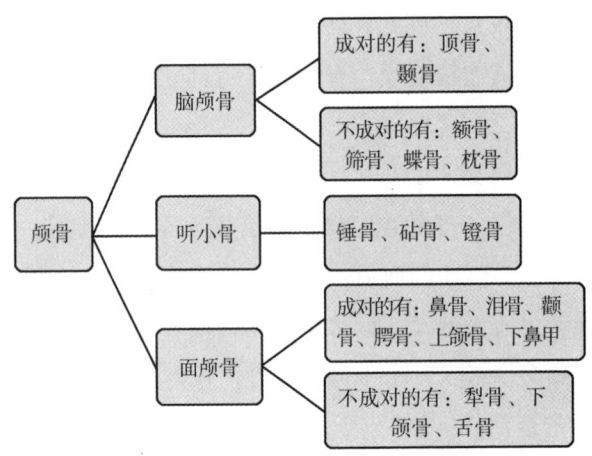

1. 脑颅骨

脑颅位于颅的后上部,由 8 块脑颅骨构成,它们共同围成颅腔,以容纳和保护脑。

(1) 额骨(frontal bone):1 块,位于颅的前上部。

(2) 枕骨(occipital bone):1 块,位于颅的后下部,其前下部有枕骨大孔,是脑与脊髓连结的地方。

(3) 顶骨(parietal bone):2 块,位于颅盖的中部,左右各一,介于额骨与枕骨之间。

(4) 颞骨(temporal bone):2 块,位于颅的两侧,介于顶骨、蝶骨和枕骨之间,参与颅底和颅腔侧壁的构成。

(5) 蝶骨(sphenoid bone):1 块,位于颅底中央,形似展翅的蝴蝶。

(6) 筛骨(ethmoid bone):1 块,位于颅底,蝶骨体的前方及左右两眶之间。筛骨冠状切面呈"巾"字形,分为筛板、垂直板和筛骨迷路 3 部分。筛板呈水平位,构成鼻腔的顶,板上有许多小孔,为筛孔。垂直板是筛板正中向下延伸的骨板,构成骨性鼻中隔的上部。筛骨迷路位于垂直板的两侧,内含筛窦,迷路内侧壁上有上、下两对卷曲的骨片,即上鼻甲和中鼻甲。

2. 面颅骨

面颅位于颅的前下部，由 15 块面颅骨构成，围成眶、骨性鼻腔和口腔，构成面部支架。

（1）上颌骨（maxillae）：2 块，位于面颅的中央，与下颌骨共同构成颜面的大部。其内有较大的含气腔，称为上颌窦。

（2）鼻骨（nasal bone）：2 块，位于两眶之间，构成鼻背。

（3）颧骨（zygomatic bone）：2 块，位于上颌骨的外上方，形成面颊部的骨性突起。

（4）泪骨（lacrimal bone）：2 块，位于眶内侧壁的前部，为菲薄的小骨片。

（5）腭骨（palatine bone）：2 块，位于上颌骨的后方，构成骨性鼻腔外侧壁和骨腭的后部。

（6）犁骨（vomer）：1 块，位于鼻腔正中，构成骨性鼻中隔的后下部。

（7）下颌骨（mandible）：1 块，位于面部的前下部，分为一体两支。下颌体呈马蹄形，上缘构成牙槽弓，有容纳下颌牙齿的牙槽；下缘坚厚，为下颌底。下颌支是由体伸向后下方的方形骨板，其上缘有两个突起，前为冠突，后为髁突。髁突上端膨大，称下颌头，与下颌窝相关节。下颌支后缘与下颌体相交处，称下颌角。

（8）舌骨（hyoid bone）：1 块，位于喉下方，呈蹄铁形。不直接与面颅骨连结，借肌肉韧带与颅相连。

（9）下鼻甲（inferior nasal concha）：2 块，骨质菲薄且卷曲，呈矢状位，附着于骨性鼻腔下部的外侧壁上。

3. 颅的整体观

（1）颅的顶面观。

取完整颅骨从上方观察，可看到额骨与顶骨之间有横行的冠状缝（coronal suture），左右两顶骨之间有矢状缝（sagittal suture），顶骨与枕骨之间有人字缝（lambdoid suture）。

(2) 颅的后面观。

取完整颅骨从后方观察，可见人字缝、两侧颞骨的乳突（mastoid process）。枕骨中央最突出的部分称枕外隆凸（external occipital protuberance）。乳突和枕外隆凸是重要的骨性标志。

(3) 颅底内面观。

取颅底骨标本，可见颅底内面高低不平，由前向后呈阶梯状，分别称颅前窝、颅中窝和颅后窝。

①颅前窝（anterior cranial fossa）：主要由额骨和筛骨构成，中部低陷处为筛骨的筛板，板上有许多筛孔，是嗅丝入脑的部位。

②颅中窝（middle cranial fossa）：主要由蝶骨和颞骨构成。窝中央为蝶骨体，体上面有容纳垂体的垂体窝。窝前外侧有视神经管，管外有眶上裂，动眼神经、滑车神经、展神经由此入眶。蝶骨体两侧，自前向后依次有圆孔、卵圆孔和棘孔，圆孔和卵圆孔分别是三叉神经的分支出颅的部位。

③颅后窝（posterior cranial fossa）：主要由枕骨和颞骨构成。窝内有枕骨大孔，孔前方有斜坡。孔的前外侧缘上方有舌下神经管。孔的后上方有枕内隆凸，隆凸两侧有横行的横窦沟，横窦沟折向前下续为乙状窦沟，末端终于颈静脉孔。颞骨岩部的后面有外耳门，由此通入内耳道。

(4) 颅底外面观。

取颅底骨标本，可见此面高低不平，神经、血管通过的孔裂甚多。前部由面颅骨组成，中央为骨额，由上颌骨和腭骨的水平板构成。其后方有由蝶骨及腭骨围成的鼻后孔和分隔鼻后孔的犁骨。鼻后孔后部的颅底，其中央是枕骨大孔（foramen magnum）。孔的两侧是枕骨侧部和颞骨的乳突。

(5) 颅的侧面观。

观察完整颅骨侧面，可见中部有一骨性孔为外耳门，外耳门后方是乳突，前方是颧弓。颧弓上方的凹陷为颞窝。在颞窝区内，额、顶、颞、蝶4块骨交会处称为翼点（pterion），此处骨质薄弱。

(6) 颅的前面观。

观察完整颅骨侧面，居中的梨状孔为骨性鼻腔，鼻腔上方为两个眶，鼻腔下方为骨性口腔。

①眶：眶是尖向后内、底朝前外的锥形腔隙，上邻颅前窝，内侧为鼻腔，下为上颌窦，外侧为颞窝。眶内容纳眼球及其附属结构。

②骨性鼻腔：由犁骨和筛骨垂直板构成的骨性鼻中隔，将鼻腔分为左、右两半。在鼻腔外侧面模型上观察，可见外侧壁上有3个向下卷曲的骨片，分别为上鼻甲、中鼻甲和下鼻甲。

③鼻旁窦（paranasal sinuses）：共4对，为额骨、筛骨、蝶骨和上颌骨内的含气骨腔，位于鼻腔周围并开口于鼻腔。额窦（frontal sinus）位于额骨内，开口于中鼻道；筛窦（ethmoidal sinus）位于筛骨迷路内，分为前、中、后3群，其中前、中群开口于中鼻道，后群开口于上鼻道；蝶窦（sphenoidal sinus）位于蝶骨体内，开口于上鼻甲后上方的蝶筛隐窝；上颌窦（maxillary sinus）最大，位于上颌骨内，开口于中鼻道。

④骨性口腔：由上、下颌骨构成，顶为骨腭，前、外侧壁由上、下颌骨牙槽突构成。

4. 新生儿颅

观察新生儿颅前下部的面颅与后上部的脑颅，两者相比较可见面颅所占比例较小，眶间距较宽。眉弓上方的额结节和顶骨中部的顶结节很突出，使颅顶近似呈"五角形"。在颅盖各骨之间为结缔组织，可见矢状缝前端呈菱形的前囟（anterior fontanelle）和矢状缝后端呈三角形的后囟（posterior fontanelle）。

5. 颞下颌关节

在颞下颌关节标本上观察，可见颞下颌关节（temporomandibular joint）由下颌骨的下颌头与颞骨的下颌窝及关节结节构成。关节囊松弛，囊外有从颧弓根部至下颌颈的外侧韧带加强。颞下颌关节属于联动关节，两侧需要同时运动，能做下颌骨上提、下降、前进、后退及侧方运动。

四、临床案例

1. 维生素D依赖性佝偻病1A型

病例描述：一名1岁9个月的女婴，因"双下肢无力、弯曲9个月"入院。患儿体格检查发现方颅、前额突出、臀部后翘、膝外翻，双下肢呈

O形弯曲。

诊断方法：血钙、血磷水平降低，X线检查显示尺桡骨远端及掌骨远端呈杯口状改变。全外显子测序提示 CYP27B1 基因杂合变异。

治疗方法：补充活性维生素 D 和元素钙，佩戴矫形支具纠正腿部畸形。

临床转归：治疗31个月后，佝偻病征象消失，患儿身高接近正常，活动能力与同龄儿童相仿。

2. 骨质疏松症

患者袁某，50岁女性，因"全身疼痛、乏力5年，加重4月"入院。患者平素体力活动少，晒太阳少，饮食不佳，睡眠一般，有便秘，小便正常，身高、体重较前无明显变化。

女性骨质疏松症的治疗需综合考虑生活方式的调整和药物治疗，包括补充钙剂、维生素 D、抗骨质疏松药物等。生活方式的调整包括调整饮食、多晒太阳、适量运动等。

3. 椎间盘突出症

腰椎间盘突出症是一种常见的临床病症，特别是在20至50岁的中青年人群中较为多发。临床病例：患者，男性，主要症状是腰痛伴随右下肢后外侧疼痛，持续了1年，近3个月加重。疼痛在劳累时加重，休息后缓解。

体格检查：腰椎生理前凸减小，腰4、5椎间隙右侧有压痛和放射痛。这些症状和体征提示腰椎间盘突出症的可能性较大。腰椎间盘突出症的治疗方法包括非手术治疗（如卧床休息、药物治疗、物理治疗等）和手术治疗，具体治疗方案需根据患者病情和医生的建议确定。

五、复习思考

1. 为什么老年人摔倒后易骨折，而小儿却不易骨折？
2. 什么是胸骨角？有何意义？
3. 患者，男，38岁，因贫血需抽取骨髓检查其造血功能，请问在何处抽取为好？为什么？

实验二　骨学与关节学（二）

一、实验目的

学习四肢骨的组成和各骨的名称；肩关节、肘关节、桡腕关节、髋关节、膝关节、踝关节的组成、结构特点及运动形式；骨盆的组成、分部和性别差异；主要骨性标志的位置和临床意义。

二、实验材料

1. 标本：完整骨架，躯干骨标本，四肢骨标本。
2. 模型：手骨、足骨、男女性骨盆、扁平足等模型。
3. 影像资料：骨与关节解剖视频。

三、实验内容

（一）上肢骨及其连结

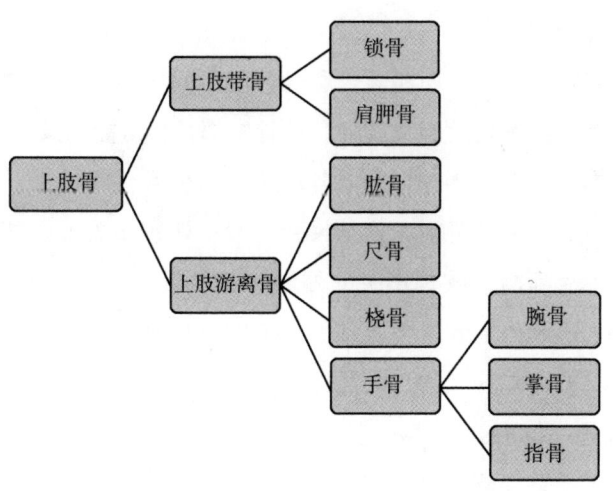

1. 上肢带骨

（1）锁骨（clavicle）。

锁骨位于胸廓前上方，呈"～"形，内侧端粗大，称胸骨端，与胸骨柄相关节；外侧端扁平，称肩峰端，与肩峰相关节。锁骨是唯一直接与躯干骨相连的上肢骨，呈杠杆状支撑肩胛骨，使上肢远离胸壁，以保证上肢的灵活运动。

（2）肩胛骨（scapula）。

肩胛骨为三角形扁骨，位于胸廓后外侧的上份，介于第2～7肋之间，可分为三缘、三角和两面。上缘的外侧部有一弯曲的指状突起，称喙突；内侧缘较薄，靠近脊柱，又称脊柱缘；外侧缘稍肥厚，邻近腋窝，又称腋缘。上角在内上方，平对第2肋；下角平对第7肋，体表易于摸到，为计数肋的标志；外侧角最肥厚，有朝向外面的关节面，称关节盂，与肱骨头相关节。腹侧面与胸廓相对，为一大的浅窝，称肩胛下窝；背侧面的横棘称为肩胛冈，分为冈上窝和冈下窝，肩胛冈向外侧延伸的扁平突起，称肩峰，与锁骨外侧端相接。

2. 上肢游离骨

（1）肱骨（humerus）。

肱骨上端有呈半球形的肱骨头，与肩胛骨的关节盂相关节。肱骨头周围的环形浅沟，称解剖颈。颈的外侧和前下方有隆起的大结节和小结节。大、小结节之间有结节间沟。肱骨上端与体交界处稍细，称为外科颈。肱骨中部外侧有粗糙的三角肌粗隆。肱骨体的后面中份有由上向下外斜行的桡神经沟，桡神经和血管经过此处。肱骨中部骨折可能伤及桡神经。

肱骨下端外侧有一半球形的肱骨小头，与桡骨头相关节；内侧份有呈滑车状的关节面，称肱骨滑车，与尺骨的滑车切迹相关节。肱骨滑车上方有一深窝，称鹰嘴窝；肱骨小头的外侧和肱骨滑车的内侧各有一个突起，分别称为外上髁和内上髁。内上髁的后下方有尺神经沟，内上髁骨折或肘关节脱位时，有可能伤及沟内的尺神经。

（2）桡骨（radius）。

桡骨位于前臂外侧，分一体两端。上面稍膨大称桡骨头，下面的关节凹与肱骨小头形成肱桡关节。肱骨头的周围有环状关节面与尺骨相关节。肱骨头下方稍细，称桡骨颈，颈的内下侧有突起的桡骨粗隆。桡骨下端粗大，外侧有突向下的锥形突起，称桡骨茎突，为骨性标志。下端的内侧面有与尺骨相关节的尺切迹，下面有腕关节面与腕骨形成腕关节。

（3）尺骨（ulna）。

尺骨位于前臂内侧，分一体两端。上端的前面有半月形凹陷，称滑车切迹，与肱骨滑车相关节。在切迹的前下方和后下方各有一突起，分别称冠突和鹰嘴。冠突外侧面有桡切迹，与桡骨头相关节。尺骨下端称尺骨头，头的后内侧有向下的突起，称尺骨茎突。

（4）手骨。

手骨包括腕骨、掌骨和指骨3部分。

①腕骨（carpal bones）：由8块短骨组成，排成两列，每列4块。近侧列由桡侧向尺侧依次为手舟骨、月骨、三角骨和豌豆骨；远侧列为大多角骨、小多角骨、头状骨和钩骨。手舟骨、月骨和三角骨近端共同形成一椭圆形关节面，与桡骨的腕关节面及尺骨下端的关节盘构成桡腕关节。

②掌骨（metacarpal bones）：5块，由桡侧向尺侧分别称为第1~5掌骨。掌骨分一体、两端，近侧端名底，远侧端称头，底与头之间的部分为体。

③指骨（phalanges of fingers）：14块。拇指有两节指骨，其余各指都是3节。

3. 上肢骨的连结

（1）肩关节（shoulder joint）。

肩关节由肱骨头和肩胛骨关节盂构成，是典型的球窝关节。

取未打开关节囊的标本观察，可见关节囊向上附着于肩胛骨关节盂的周缘，向下止于肱骨的解剖颈。关节囊上部较紧，下部松弛。在肩关节的上方，有横架于肩胛骨喙突和肩峰之间的喙肩韧带，从上方保护肩关节。在肱骨结节间沟内有肱二头肌长头腱自关节囊内穿出。此外，肩关节的前、后、上方有许多肌腱跨过，均有加强关节囊的作用。但关节囊前下方没有肌腱和韧带加强，是关节囊的薄弱点。

在切开关节囊的肩关节标本和矢状切肩关节标本上可见，肱骨头的凸面大大超过关节盂的凹面。在关节盂的周围还可见到一圈颜色较深由纤维软骨构成的盂唇加深关节窝。肩关节是全身最灵活的关节，能做屈、伸、收、展、旋内、旋外和环转运动，且运动幅度较大。

（2）肘关节（elbow joint）。

在肘关节整体标本上可见，肘关节是由肱骨下端与桡、尺骨上端构成的复关节，包括3个关节：肱尺关节、肱桡关节和桡尺近侧关节。肱尺关节由肱骨滑车与尺骨滑车切迹构成；肱桡关节由肱骨小头与桡骨头的关节凹构成；桡尺近侧关节由桡骨的环状关节面与尺骨的桡骨切迹构成。这3个关节共同包在一个关节囊内，囊的前、后壁薄而松弛，两侧壁厚而紧张，并有韧带加强。囊的后壁最为薄弱，故肘关节常见的脱位是后脱位。

肘关节的运动以肱尺关节为主，主要在冠状轴做屈、伸运动，屈、伸可达140°。肱骨滑车的内侧唇较外侧唇向前下方突出，使滑车的轴斜向内下。前臂沿此斜向的冠状轴屈曲时，手可至胸前而非与前臂叠折。伸前臂时，前臂偏向外侧，构成约10°的外偏角，称提携角。桡尺近侧关节与桡尺远侧关节联合，共同使前臂做旋前和旋后的运动。

（3）桡腕关节（radiocarpal joint）。

桡腕关节，又称腕关节，是典型的椭圆关节。桡腕关节可做屈、伸、收、展和环转运动。

取打开关节囊的桡腕关节标本观察，可见桡腕关节由桡骨下端的腕关节面和尺骨下方的关节盘构成关节窝，由手舟骨、月骨和三角骨的近侧关节面构成关节头。

（4）腕掌关节（carpometacarpal joint）。

腕掌关节由远侧列腕骨和5块掌骨底构成。除拇指和小指的腕掌关节外，其余各指的腕掌关节运动范围极小。其中大多角骨与第一掌骨构成的拇指腕掌关节活动性大，可以灵活做屈、伸、收、展、环转和对掌运动。对掌运动是人类进行握持和精细操作时所必需的主要动作。

（二）下肢骨及其连结

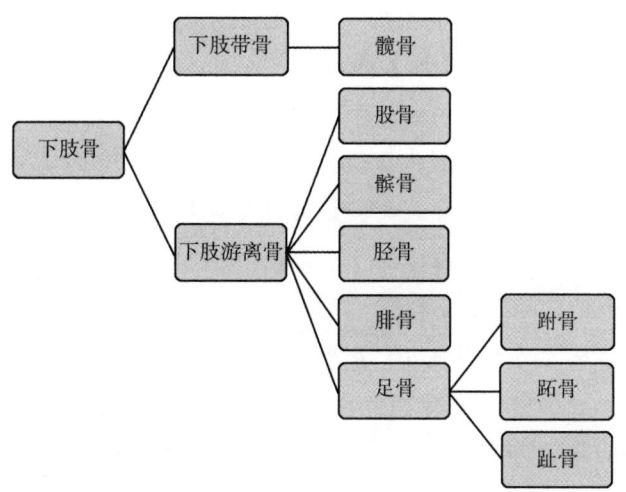

1. 下肢带骨

髋骨（hip bone）为不规则骨，左、右髋骨与骶骨、尾骨连结构成骨盆。在髋骨外侧面的中央，有圆形的深窝，称髋臼；下份有一大孔，称闭孔，活体有闭孔膜封闭。髋骨由髂骨、坐骨和耻骨合成。3 块骨在幼年时借透明软骨结合，至 16 岁左右互相融合。髋臼是髂骨体、耻骨体和坐骨体相融合的部分。

（1）髂骨（ilium）：位于髋骨的上部，分为髂骨体和髂骨翼两部分。髂骨体肥厚，构成髋臼的上 2/5。髂骨翼宽扁，髂翼上缘为髂嵴，其前端为髂前上棘，后端为髂后上棘。髂前上棘后方 5~7 cm 处，髂嵴外唇突起称髂结节。髂前、后上棘下方各有一突起，分别称髂前、后下棘。髂后下棘下方为坐骨大切迹，髂翼内面称髂窝。窝下方有一斜形隆起线，称弓状线。髂翼后下方有耳状面，与骶骨的耳状面相关节。

（2）坐骨（ischium）：位于髋骨后下部，分为坐骨体和坐骨支。坐骨体占髋臼后下 2/5，坐骨体后缘有坐骨棘，其上、下方分别有坐骨大、小切迹。坐骨体和支移行处后部肥厚粗糙，称坐骨结节，为坐骨的最低点，体表可触及。

（3）耻骨（pubis）：位于髋骨前下部，分为 1 体和 2 支。耻骨体构成髋臼的前下 1/5。耻骨体与髂骨体结合处的上面有粗糙隆起，称髂耻隆起。自体向前延伸出耻骨上支，其末端急转向下，成为耻骨下支。耻骨上支的上缘锐薄，称耻骨梳。耻骨梳向前终于耻骨结节。耻骨上、下支相互移行处内侧的椭圆形粗糙面，称耻骨联合面。

2. 下肢游离骨

（1）股骨（femur）：是人体最长最结实的长骨，长度约为身高的 1/4，分为体和两端。在游离股骨上观察上端的股骨头，头上有股骨头凹。头向外下方较细的部分为股骨颈。颈与体交界处有两个隆起，上外侧的隆起为大转子，内下侧的隆起为小转子。大、小转子之间，在后方有隆起的转子间嵴，前方有从大转子到小转子下方的转子间线。股骨下端有两个突向下后方的膨大，分别称内侧髁和外侧髁。两髁后份之间的深窝为髁间窝。内、外侧髁的侧面均有粗糙隆起，分别称内上髁和外上髁。

（2）胫骨（tibia）：位于小腿的内侧，分为体和两端。上端膨大，稍向后倾，形成内侧髁和外侧髁，可在体表摸到。两髁上关节面之间的骨性隆起为髁间隆起。上端与体移行处的前面为胫骨粗隆。下端稍膨大，内下方的突起为内踝，下端下面和内踝外面的关节面与距骨滑车相关节。

（3）腓骨（fibula）：居小腿外侧，分为体和两端。在游离腓骨上观察，上端的膨大称腓骨头，下端的膨大为外踝。

（4）髌骨（patella）：为人体最大的籽骨。在游离髌骨上观察髌骨，上宽下尖，前面粗糙，后面光滑。

（5）足骨：包括跗骨、跖骨和趾骨 3 部分。

①跗骨（tarsal bones）：7 块，分为近侧和远侧两列。近侧列包括跟骨、距骨和足舟骨；远侧列由内侧向外侧依次为内侧楔骨、中间楔骨、外侧楔骨和骰骨。

②跖骨（metatarsal bones）：5 块，与掌骨相当，由内侧向外侧依次为第 1~5 跖骨。跖骨分头、体、底三部分。第 5 跖骨底的外侧隆突向后，称第 5 跖骨粗隆。

③趾骨（phalanges of toes）：14 块。踇趾为两节，其余各趾都是 3 节。

3. 下肢骨的连结

（1）骨盆（pelvis）。

取骨盆标本观察，可见骨盆由左右髋骨、骶骨、尾骨及所属韧带构成。两髋骨在前方正中线借耻骨联合相连；后方两髋骨的耳状面与骶骨两侧的耳状面连结成稳固的骶髂关节；尾骨则附于骶骨尖的下方，整个骨盆形成一稳定而牢固的骨环。

界线为从骶骨岬向两侧经弓状线、耻骨梳、耻骨结节至耻骨联合上缘构成的环形线，并以此分为上部的大骨盆和下部的小骨盆。两侧坐骨支与耻骨下支连成耻骨弓，它们之间的夹角称耻骨下角，男性为 70°~75°，女性为 90°~100°。

在人类的全身骨骼中，性别差异最显著的是骨盆。女性骨盆主要具有如下特征：骨盆外形短而宽；骨盆上口近似圆形，较宽大；骨盆下口和耻骨下角较大。女性骨盆的这些特点主要与妊娠和分娩有关。

（2）髋关节（hip joint）。

在切开关节囊的髋关节标本上观察，可见髋关节由髋臼和股骨头构成。髋臼较深，周缘附有纤维软骨构成的髋臼唇加深关节窝。股骨头关节面约为圆球的 2/3，几乎全部纳入髋臼内。股骨头凹处附有股骨头韧带，连于髋臼横韧带，此韧带由滑膜包裹，内含营养股骨头的血管。

在关节囊完整的髋关节标本上观察，可见关节囊紧张坚韧，上方附于髋臼周缘及髋臼横韧带，下方附于股骨颈，前方达转子间线，但后面仅包裹肱骨颈的内侧 2/3，故股骨颈骨折有囊内、囊外之分。关节囊周围有韧带加强，关节囊上、后及前均有韧带加强，唯有下壁较薄弱，故股骨头脱位常发生在此处。其中，以位于关节囊前面，起自髂前下棘，止于转子间线的髂股韧带最为强大。

（3）膝关节（knee joint）。

在切开关节囊的膝关节标本上观察，可见股骨下端、胫骨上端及髌骨构成膝关节。股骨和胫骨的关节面之间有内侧半月板和外侧半月板，内、外侧半月板可加深关节窝，增强关节的稳定性。将膝关节前曲和后伸，可见分别起于胫骨髁间隆起的前、后方，止于股骨外侧髁的内侧面及内侧髁的外侧面的前交叉韧带和后交叉韧带，前、后交叉韧带可防止胫骨前后移位。

在膝关节整体标本上观察，可见关节囊松弛，附于各关节面周缘，囊的前壁有股四头肌腱、髌骨及髌韧带加强。囊的外侧可见连于股骨外上髁和腓骨头的腓侧副韧带加强。囊的后壁可见半膜肌腱延续而来的纤维，称腘斜韧带。

（4）距小腿关节（talocrural joint）。

观察下肢骨标本，可见该关节由胫、腓骨下端和距骨滑车构成。关节囊的前、后壁薄而松弛，两侧有韧带加强。内侧韧带（三角韧带）为坚韧的三角形纤维束，自内踝尖向下，扇形止于足舟骨、距骨和跟骨。外侧韧带较薄弱，由不连续的3条独立的韧带组成，分别为前方的距腓前韧带、中间的跟腓韧带和后方的距腓后韧带。

踝关节在运动和行走中，若发生过度内翻和外翻，常易损伤外侧副韧带和内侧副韧带。由于外踝比内踝低，临床上以外侧副韧带损伤多见。

（5）足弓。

观察下肢骨标本，可见足弓是跗骨和跖骨借骨连结而形成的凸向上的弓。足弓分为前后方向的内、外侧纵弓和内外方向的一个横弓。站立时，以跟骨结节及第1、5跖骨头三点着地，使足成为具有弹性的"三足架"。

四、临床案例

1. 肩关节脱位

患者，男性，18岁，运动员。在一次篮球比赛中，他不慎摔倒并用手支撑地面，随即感到患侧肩关节剧烈疼痛，无法活动，且出现明显肿胀。经X线检查，诊断为肩关节脱位。

2. 半月板损伤

患者，男性，36岁。外伤后出现右侧膝关节疼痛和肿胀。经过核磁共振检查，他被诊断为半月板撕裂。他接受了关节镜手术治疗，并在手术后进行了康复治疗。

五、复习思考

1. 为什么扁平足的人不易长时间站立或行走？
2. 拇掌指关节属于何种类型关节？它对人手的运动有何重要意义？

实验三 骨骼肌

一、实验目的

学习各主要肌（群）的位置和作用、主要肌性标志的位置和临床意义。

二、实验材料

1. 标本：头颈肌标本、躯干肌标本、四肢肌标本。
2. 模型：全身肌肉模型。
3. 影像资料：骨骼肌解剖视频。

三、实验内容

（一）头肌

1. 面肌

面肌（facial muscle），也称表情肌，为扁而薄的皮肌。大多起自颅骨的不同部位，止于面部皮肤。

（1）颅顶肌（epicranius）：左右各有1块枕额肌，由前面的额腹、后面的枕腹和两腹之间的帽状腱膜构成。

（2）眼轮匝肌（orbicularis oculi）：位于眼裂周围。在眼睑表面的为睑部，可眨眼；在眼眶表面的为眶部，收缩时使眼裂闭合。

（3）口周围肌：口周围可见环形的口轮匝肌（orbicularis oris），上唇上方有提上唇肌、提口角肌；下唇下方有降下唇肌、降口角肌，口角两侧有浅层的笑肌和深层的颊肌。

（4）鼻肌（nasalis）：为几块不发达的薄扁小肌，分布在鼻孔周围，具有开大或缩小鼻孔的作用。

2. 咀嚼肌

咀嚼肌（masticatory muscle）分布于颞下颌关节周围，参与咀嚼运动。

（1）咬肌（masseter）：位于下颌支的外侧面，呈方形，起自颧弓，止于下颌骨外面的咬肌粗隆。牙咬紧时，可在下颌角的前下方、颧弓的下方摸到坚硬的隆起。

（2）颞肌（temporalis）：起自颞窝，肌束呈扇形向下集中，经颧弓深面，止于下颌骨冠突。牙咬紧时，可在颞窝区颧弓的上方摸到坚硬的隆起。

（3）翼内肌（medial pterygoid）：起自翼突窝，止于下颌角内面的翼肌粗隆。

（4）翼外肌（lateral pterygoid）：位于颞下窝内。起自蝶骨大翼下面和翼突外侧面，向后外止于下颌颈。

（二）颈肌

1. 颈浅肌与颈外侧肌

（1）颈阔肌（platysma）：位于颈部前筋膜内的皮肌，薄而宽阔。它起自胸大肌和三角肌表面的筋膜，向上内止于口角、下颌骨下缘及面下部皮肤。收缩时拉口角及下颌向下，并使颈部皮肤出现皱褶。

（2）胸锁乳突肌（sternocleidomastoid）：位于颈部两侧，起自胸骨柄前面和锁骨的胸骨端，止于颞骨的乳突。作用是一侧收缩使头向同侧倾斜，脸转向对侧；两侧同时收缩可使头后仰。

2. 颈前肌

（1）舌骨上肌群：位于舌骨与下颌骨和颅底之间，每侧有4块肌，分别是二腹肌（digastric）、下颌舌骨肌（mylohyoid）、茎突舌骨肌（stylohyoid）和颏舌骨肌（geniohyoid）。

（2）舌骨下肌群：位于颈前部，在舌骨下方正中线两旁，每侧有4块肌，分别是胸骨舌骨肌（sternohyoid）、胸骨甲状肌（sternothyroid）、甲状舌骨肌（thyrohyoid）和肩胛舌骨肌（omohyoid）。

3. 颈深肌

（1）外侧群：位于脊柱颈段的两侧，有前斜角肌（scalenus anterior）、中斜角肌（scalenus medius）和后斜角肌（scalenus posterior）。

（2）内侧群：位于脊柱颈段前面、正中线的两侧，每侧有头长肌（longus scapitis）、颈长肌（longus colli）、头前直肌（rectus capitis anterior）和头外侧直肌（rectus capitis lateralis）共4块肌。

（三）躯干肌

躯干肌的分布以层次为主，浅层多为扁肌，深层则短肌居多。

1. 背肌

（1）背浅肌。

背浅肌分为两层，均起自脊柱的不同部位，止于上肢带骨或肱骨。浅层有斜方肌和背阔肌，其深面有肩胛提肌和菱形肌。

①斜方肌（trapezius）：位于项部和背上部的浅层，为三角形的扁肌，左右两侧合起来为斜方形。起自枕外隆凸、项韧带和全部胸椎棘突，止于肩峰、肩胛冈及锁骨的肩峰端。

②背阔肌（latissimus dorsi）：位于背下部和胸侧壁，是全身最大的扁肌。以腱膜起自下6个胸椎的棘突、全部腰椎棘突肌髂嵴后部，肌束向外下方集中，以扁腱止于肱骨小结节嵴。

③肩胛提肌（levator scapulae）：位于项部两侧、斜方肌的深面。起自上位颈椎横突，止于肩胛骨上角和内侧缘的上部。

④菱形肌（rhomboideus）：位于斜方肌的深面。起自下位2个颈椎和上位4个胸椎的棘突，肌纤维行向外下，止于肩胛骨内侧缘。

（2）背深肌。

背深肌在脊柱两侧排列，分为长肌和短肌。长肌位置较浅，主要有竖脊肌和夹肌；短肌位于深部。

①竖脊肌（erector spinae）：为背肌中最长、最大的肌，位于脊柱棘突两侧、斜方肌和背阔肌深面，起自骶骨背面、骶髂后部和腰椎棘突，肌纤维向外上分为3组，沿途止于肋骨、椎骨及颞骨乳突等。

②夹肌（splenius）：位于上后锯肌深面。起自项韧带下半、下位颈椎

棘突、上位胸椎棘突及棘上韧带，向外上止于上位2~3颈椎横突、颞骨乳突和上项线。

2. 胸肌

胸肌分为胸上肢肌和胸固有肌两群。胸上肢肌为扁肌，位于胸壁的前面及侧面浅层，起自胸廓，止于上肢带骨或肱骨；胸固有肌参与构成胸壁。

（1）胸上肢肌（重点观察胸大肌）。

①胸大肌（pectoralis major）：位于胸廓前上部的皮下，宽而厚，呈扇形覆盖胸廓前壁的上部。该肌起自锁骨的内侧半、胸骨和上部肋软骨，肌束向外汇集，止于肱骨大结节嵴。

②胸小肌（pectoralis minor）：位于胸大肌的深面。

③前锯肌（serratus anterior）：紧贴胸廓外侧壁。

（2）胸固有肌。

①肋间外肌（intercostales externi）：位于肋间隙的浅层，起自上一肋骨的下缘，肌束斜向前下，止于下一肋骨的上缘。肋软骨间隙处无肋间外肌，由结缔组织形成肋间外膜。

②肋间内肌（intercostales interni）：位于肋间外肌的深面，翻起肋间外肌便可看到。肌束方向与肋间外肌相反，起自下一肋的上缘，斜向内上，止于上一肋的下缘，肋角以后由肋间内膜代替。

③肋间最内肌（intercostales intimi）：位于肋间内肌的深层，肌束方向与肋间内肌相同。

④胸横肌（transversus thoracis）：位于胸前壁的内面。

3. 膈肌

在膈肌专用标本上观察，可见膈肌（diaphragm）位于胸、腹腔之间，构成胸腔的底和腹腔的顶，呈穹窿状封闭胸廓下口。膈肌的周边为肌性部，中央为腱膜，称中心腱。

膈肌上有3个裂孔：主动脉裂孔（aortic hiatus）位于第12胸椎前方，有主动脉和胸导管等通过；食管裂孔（esophageal hiatus）位于主动脉裂孔左前上方，约平第10胸椎水平，有食管和迷走神经通过；腔静脉孔（vena caval foramen）位于食管裂孔的右前上方的中心腱内，约平第8胸椎水平，有下腔静脉通过。

4. 腹肌

腹肌位于胸廓与骨盆之间,参与腹壁的组成,可分为前外侧群和后群两部分。

(1) 前外侧群。

①腹外斜肌(obliquus externus abdominis):位于腹外侧部浅层,为宽阔扁肌。以8个肌齿起自下8位肋骨的外面,与背阔肌及下部前锯肌的肌齿交错,肌纤维斜向前下,后部肌束向下止于髂嵴前部,其余肌束向前下移行为腱膜,经腹直肌前面,参与构成腹直肌鞘前层,止于白线。

②腹内斜肌(obliquus internus abdominis):位于腹外斜肌的深面。翻开腹外斜肌,可见该肌纤维大部分从外下方斜向前上方,近腹直肌外侧缘移行为腱膜,分成前后两层包裹腹直肌,分别参与腹直肌鞘前层和后层的组成。腹内斜肌下缘游离成弓形,下部的部分腱膜与腹横肌腱膜结合止于耻骨梳内侧,称联合腱(或称腹股沟镰)。腹内斜肌最下部的一些细散肌纤维包绕精索,称提睾肌。

③腹横肌(transverse abdominis):位于腹内斜肌的深面,翻开腹内斜肌,可见腹横肌的肌束横行向内,其腱膜越过腹直肌后面参与组成腹直肌鞘后层。

④腹直肌(rectus abdominis):位于腹前正中线的两旁,居腹直肌鞘内。翻开鞘前壁,可见该肌为上宽下窄的带形多腹肌。在肌的表面可见3~4条横行的腱结构,称腱划。

(2) 后群。

腰方肌(quadratus lumborum)位于腹后壁、腰大肌外侧,起自髂嵴后份,向上止于第12肋和第1~4腰椎横突。作用是下降第12肋并使脊柱侧屈。

(四) 上肢肌

上肢肌分为上肢带肌、臂肌、前臂肌和手肌。

1. 上肢带肌

上肢带肌分布于肩关节周围,均起自上肢带骨,止于肱骨,能运动肩关节并能增强关节的稳固性。

（1）三角肌（deltoid）：三角肌覆盖在肩关节的前、外、后三面，呈三角形。三角肌与肱骨头使肩部形成圆隆的外形。此肌近端宽大，起自锁骨的外侧端、肩峰及肩胛冈，远侧端集中成三角的尖，止于三角肌粗隆。

（2）冈上肌（supraspinatus）：位于斜方肌深面。

（3）冈下肌（infraspinatus）：位于冈下窝内。

（4）小圆肌（teres minor）：位于冈下肌下方。

（5）大圆肌（teres major）：位于小圆肌下方。

（6）肩胛下肌（subscapularis）：位于肩胛骨的前面。

2. 臂肌

臂肌覆盖肱骨，分为前、后两群，前群为屈肌，后群为伸肌。

（1）前群

前群包括浅层的肱二头肌及深层的肱肌和喙肱肌。

①肱二头肌（biceps brachii）：呈梭形。近侧端有长、短两个头，长头以长腱起自肩胛骨盂上结节，通过肩关节囊，经肱骨结节间沟下降，周围包以结节间腱鞘；短头位于长头内侧，与喙肱肌共同以扁腱起自肩胛骨喙突。两头在臂下部合并成一个肌腹，止于桡骨粗隆。此肌收缩时，屈肘关节，当前臂在旋前位时能使其旋后；协助屈肩关节。

②喙肱肌（coracobrachialis）：位于臂上 1/2 的前内侧、肱二头肌短头后内方。与肱二头肌短头共同以扁腱起自肩胛骨喙突，止于肱骨中部的内侧。作用是使肩关节前屈和内收。

③肱肌（brachialis）：位于肱二头肌下半部深面。起自肱骨体下半的前面，止于尺骨粗隆。作用是屈肘关节。

（2）后群。

肱三头肌（triceps brachii）：近侧端有长头、内侧头和外侧头 3 个头。长头以扁腱起自肩胛骨盂下结节，向下行经大、小圆肌之间，肌束于外侧头内侧、内侧头浅面下降；外侧头与内侧头分别起自肱骨后面桡神经沟外上方和内上方的骨面。3 个头向下会合，以一坚韧的肌腱止于尺骨鹰嘴。作用是伸肘关节，长头还可使肩关节后伸和内收。

3. 前臂肌

前臂肌位于桡骨、尺骨的周围，大多数是长肌，近侧为肌腹，远侧为细长的腱。分为前（屈肌）、后（伸肌）两群。主要运动肘关节、腕关节和手关节。

（1）前群。

①第一层有 5 块肌，自桡侧向尺侧依次为肱桡肌（brachioradialis）、旋前圆肌（pronator teres）、桡侧腕屈肌（flexor carpi radialis）、掌长肌（palmaris longus）和尺侧腕屈肌（flexor carpi ulnaris）。

②第二层只有 1 块肌，即指浅屈肌（flexor digitorum superficialis）。

③第三层有 2 块肌，分别为拇长屈肌（flexor pollicis longus）和指深屈肌（flexor digitorum profundus）。

④第四层只有 1 块肌，即旋前方肌（pronator quadratus）。

（2）后群。

①浅层有 5 块肌，自桡侧向尺侧依次为桡侧腕长伸肌（extensor carpi radialis longus）、桡侧腕短伸肌（extensor carpi radialis brevis）、指伸肌（extensor digitorum）、小指伸肌（extensor digiti minimi）和尺侧腕伸肌（extensor carpi ulnaris）。

②深层也有 5 块肌，从上外向下内依次为旋后肌（supinator）、拇长展肌（abductor pollicis longus）、拇短伸肌（extensor pollicis brevis）、拇长伸肌（extensor pollicis longus）和示指伸肌（extensor Indicis）。

4. 手肌

（1）外侧群：在拇指侧构成隆起，称鱼际（thenar）。

（2）内侧群：在小指侧形成隆起，称小鱼际（hypothenar）。

（3）中间群：位于掌心，包括 4 块蚓状肌（lumbricales）和 7 块骨间肌。

（五）下肢肌

下肢肌分为髋肌、大腿肌、小腿肌和足肌。

1. 髋肌

髋肌又叫盆带肌，主要起自骨盆的内面和外面，跨过髋关节，止于股骨上部，主要运动髋关节。按其所在部位和作用，可分为前、后两群。

(1) 前群。

①髂腰肌（iliopsoas）：在髂窝内由起自髂窝的髂肌和腹后群肌中的腰大肌合成，经由腹股沟韧带深面，止于股骨小转子。此肌收缩时，使髋关节前屈和外旋；下肢固定时，可使躯干前屈，如仰卧起坐。

②阔筋膜张肌（tensor fasciae latae）：位于大腿上部前外侧。起自髂前上棘，肌腹在阔筋膜两层之间，向下移行于髂胫束，止于胫骨外侧髁。作用是紧张阔筋膜和屈髋关节。

(2) 后群。

后群主要位于臀部，故又称臀肌，共有7块，分别是臀大肌、臀中肌、臀小肌、梨状肌、闭孔内肌、闭孔外肌和股方肌。

①臀大肌（gluteus maximus）：位于臀部的浅层，大而肥厚。起自髂骨翼外面和骶骨背面，肌束斜向下外，止于髂胫束和股骨的臀肌粗隆。此肌收缩时，使髋关节伸和旋外；下肢固定时能伸直躯干，防止躯干前倾。

②臀中肌（gluteus medius）：前上部位于皮下，后下部位于臀大肌的深面。

③臀小肌（gluteus minimus）：位于臀中肌的深面。

臀中肌和臀小肌都呈扇形，皆起自髂骨翼外面，肌束向下集中形成短腱，止于股骨大转子。

④梨状肌（piriformis）：位于臀中肌的内上方，起自盆内骶骨前面，向外穿坐骨大孔达臀部，将坐骨大孔分为梨状肌上孔和梨状肌下孔，止于股骨大转子。

2. 大腿肌

(1) 前群。

①缝匠肌（sartorius）：位于大腿前面及内侧面浅层，是全身最长的肌，呈扁带状。起自髂前上棘，经大腿前面斜向下内，止于胫骨上端的内侧面。此肌的作用是屈髋关节和膝关节，并使已屈的膝关节旋内。

②股四头肌（quadriceps femoris）：位于大腿前面，是全身最大的肌，有4个头，即股直肌、股内侧肌、股外侧肌和股中间肌。股直肌起自髂前下棘；股内侧肌和股外侧肌分别起自股骨粗线内、外侧唇；股中间肌位于

股直肌深面和股内、外侧肌之间，起自股骨体前面。4个头向下构成髌腱，包绕髌骨的前面和两侧，向下续为髌韧带，止于胫骨粗隆。此肌的作用是屈髋关节和伸膝关节。

（2）内侧群：共5块，分层排列。浅层自外侧向内侧依次为耻骨肌（pectineus）、长收肌（adductor longus）、股薄肌（gracilis）。深层有短收肌（adductor brevis）和大收肌（adductor magnus）。内侧群肌的作用是使髋关节内收和旋外。

（3）后群：有3块肌，居内侧的有半腱肌（semitendinosus）及其深面的半膜肌（semimembranosus）；居外侧的为股二头肌（biceps femoris）。后群肌的作用是屈膝关节和伸髋关节；屈膝时股二头肌可使膝关节旋外，而半腱肌和半膜肌可使膝关节旋内。

3. 小腿肌

（1）前群。在小腿前面观察，可见胫骨前缘外侧有3块肌，在踝关节前方较易辨认，自内侧向外侧分别为胫骨前肌（tibialis anterior）、趾长伸肌（extensor digitorum longus）、拇长伸肌（extensor hallucis longus）。3块肌均起自胫、腓骨上端和骨间膜，向下经踝关节前方，止于跖骨、趾骨背面。

（2）外侧群。在小腿外侧观察，浅层为腓骨长肌（peroneal longus），深层为腓骨短肌（peroneus brevis），两肌的腱经外踝后方绕至足底，长肌止于第1跖骨，短肌止于第5跖骨。

（3）后群。分浅、深两层。浅层有腓肠肌（gastrocnemius）和比目鱼肌（soleus），深层自内向外有趾长屈肌（flexor digitorum longus）、胫骨后肌（tibialis posterior）、姆长屈肌（flexor hallucis longus）。

4. 足肌

足肌分为足背肌和足底肌。

足底肌较弱小，为伸姆趾的姆趾伸肌和伸第2~4趾的趾短伸肌。足底肌的配布情况和作用与手掌肌相似，也分为内侧群、外侧群和中间群，但无与拇指和小指相当的对掌肌。

（六）体表的肌性标志

咬肌：牙咬紧时，在下颌角的前上方、颧弓下方可摸到坚硬的条状隆起。

胸锁乳突肌：头向一侧转动时，在对侧可明显看到从前下方斜向后上方呈长条状的隆起。

竖脊肌：脊柱两旁的纵行肌性隆起。

三角肌：在肩部形成圆隆的外形，其止点在臂外侧中部呈现一小凹。

肱二头肌：屈肘握拳旋后时，臂前面可见膨隆的肌腹。在肘窝中央，亦可摸到此肌的肌腱。

股四头肌：大腿屈和内收时，可见股直肌在缝匠肌和阔筋膜张肌所组成的夹角内。股内侧肌和股外侧肌在大腿前面的下部，分别位于股直肌的内、外侧。

臀大肌：在臀部形成圆隆外形。

小腿三头肌（腓肠肌和比目鱼肌）：在小腿后面，可明显见到该肌膨隆的肌腹和肌腱。

四、临床案例

一名 55 岁女性患者，长期从事家务劳动后出现手腕外侧疼痛和活动受限。体检发现，桡骨茎突处明显疼痛和压痛，伴局部肿胀。诊断为桡骨茎突部狭窄性腱鞘炎。

五、复习思考

1. 胸锁乳突肌的起止点是什么？一侧胸锁乳突肌麻痹时的临床表现有哪些？

2. 从主动肌、协同肌、拮抗肌的概念出发，论述它们在同一关节不同运动中的相互关系及角色转换。

第二章 内脏学

实验一 消化系统

一、实验目的

学习消化道各部的名称、主要结构，大消化腺的名称和位置，腹膜的位置、分布。

二、实验材料

1. 标本：消化系统全套标本。
2. 模型：消化系统完整模型及各器官分离放大模型。
3. 影像资料：消化系统解剖视频。

三、实验内容

（一）口腔

取头部正中矢状切面标本并结合镜子对照自身活体进行观察。口腔前壁为上、下唇，侧壁为颊，上壁为腭，下壁为口腔底。口腔向前经口唇围成的口裂通向外界，向后经咽峡与咽相通。

1. 口唇（oral lips）

上唇外面中线处有一纵行浅沟，称人中（philtrum）。上唇外面的两侧与颊部交界处，各有一斜行的浅沟，称鼻唇沟（nasolabial sulcus）。在上、下唇内面正中线上，分别由上、下唇系带从口唇连于牙龈基部。

2. 颊（cheek）

上颌第2磨牙牙冠相对的颊黏膜上有腮腺管乳头（papilla of parotid duct），其上有腮腺管的开口。

3. 腭（palate）

腭构成口腔的上壁，分隔鼻腔和口腔，前2/3为硬腭（hard palate），后1/3为软腭（soft palate）。软腭的前份呈水平位，后份斜向后下，称腭帆（velum palatinum）。腭帆后缘游离，其中部有垂向下方的突起，称腭垂或悬雍垂。自腭帆两侧各向下方分出两条黏膜皱襞，前方的一对为腭舌弓，延续于舌根的外侧；后方的一对为腭咽弓，向下延至咽侧壁。两弓间的三角形凹陷区称扁桃体窝，窝内容纳腭扁桃体。腭垂、腭帆游离缘、两侧的腭舌弓和舌根共同围成咽峡，它是口腔与咽之间的狭窄部，也是两者的分界。

4. 牙（teeth）

取牙模型观察，每个牙可分为3部分。露于口腔的部分称牙冠（crown of tooth），牙冠的表面覆有一层洁白的釉质，釉质为人体最坚硬的组织；嵌入牙槽内的部分称牙根（root of tooth）；牙冠与牙根之间的部分称牙颈（neck of tooth），被牙龈包绕。牙冠和牙颈内部的腔隙较宽阔，称牙冠腔。牙根内的细管称牙根管，此管开口于牙根尖端的牙根尖孔。牙的血管和神经通过牙根尖孔和牙根管进入牙冠腔。牙根管与牙冠腔合称牙腔或髓腔，其内容纳牙髓。人的一生中，先后有两组牙发生，第一组称乳牙（deciduous teeth），第二组称恒牙（permanent teeth）。乳牙共20个，包括切牙（incisor）、尖牙（canine teeth）和磨牙（molars）；恒牙共32个，包括切牙、尖牙、前磨牙（premolars）和磨牙。

5. 舌（tongue）

取游离舌标本进行观察。舌位于口腔底，以骨骼肌为基础，表面覆以黏膜而构成。舌分为舌尖、舌体和舌根三部分。舌有上、下两面。舌上面又称舌背，其后部可见V形界沟，将舌分为舌体和舌根。

舌体背面黏膜呈淡红色，表面可见许多小突起，统称为舌乳头（papilla of tougue)。舌乳头分为丝状乳头（filiform papilla）、菌状乳头（fungiform papilla）、叶状乳头（foliate papilla）和轮廓乳头（vallate papilla）4种。除丝状乳头外，其他3类乳头均含有味觉感受器（味蕾），具有感受酸、甜、苦、咸等味觉的功能。舌根背面黏膜表面，可见由淋巴组织组成的大小不等的丘状隆起，称舌扁桃体。舌下面黏膜在舌的正中线上形成一黏膜皱襞，向下连于口腔底前部，称舌系带。

6. 唾液腺（salivary glands）

大唾液腺有3对，即腮腺（parotid gland）、下颌下腺（submandibular gland）、舌下腺（sublingual gland）。其中腮腺最大，位于耳朵前下方和咬肌后缘的表面。腮腺发出腮腺管，开口于平对上颌第二磨牙的颊黏膜处。下颌下腺位于下颌骨内，舌下腺位于口底黏膜深面。

（二）咽

在头颈部正中矢状切面标本结合切开咽后壁的咽肌标本上观察。咽（pharynx）呈上宽下窄、前后略扁的漏斗形肌性管道，长约12 cm。咽位于第1~6颈椎前方，上端起于颅底，下端约在第6颈椎下缘或环状软骨的高度移形于食管。咽的前壁不完整，自上而下有通向鼻腔、口腔和喉腔的开口。因此，咽以腭帆游离缘和会厌上缘平面为界，分为鼻咽、口咽和喉咽3部。

鼻咽（nasopharynx）是咽的上部，位于鼻腔后方，上达颅底，下至腭帆游离缘平面续口咽部，向前经鼻后孔通鼻腔。鼻咽部的两侧壁上，于下鼻甲后方约1厘米处，各有一咽鼓管咽口，咽腔经此口通过咽鼓管与中耳的鼓室相通。口咽（oropharynx）位于腭帆游离缘与会厌上缘平面之间，向前经咽峡与口腔相通，上续鼻咽部，下通喉咽部。喉咽（laryngopharynx）是咽的最下部，稍狭窄，上起会厌上缘平面，下至第6颈椎体下缘平面与食管相通。

（三）食管

在食管位置的整体标本上观察。食管（esophagus）是一前后扁平的肌性管状器官，是消化管各部中最狭窄的部分，长约25 cm。食管在第6颈椎下缘处与咽相接，为食管的第1狭窄；第2狭窄位于食管在左主支气管的后方与其交叉处，相当于第 4、5 胸椎体之间水平；第 3 狭窄位于食管通过膈的食管裂孔处，相当于第 10 胸椎水平。上述狭窄部是食管异物滞留和食管癌的好发部位。

（四）胃

在消化系统的标本上观察，胃（stomach）大部分位于左季肋区，小部分位于腹上区。

（1）两口：胃的近端与食管连结处是胃的入口，称贲门（cardia）；胃的远端接续十二指肠处，是胃的出口，称幽门（pylorus）。

（2）两壁：胃前壁朝向前上方，后壁朝向后下方。

（3）两缘：上缘称胃小弯（lesser curvature of stomach），凹向右下方，其最低点弯度明显折转处称角切迹；下缘称胃大弯（greater curvature of stomach），大部分凸向左下方。

（4）四部：贲门附近的部分称贲门部（cardiac part）；贲门平面以上，向左上方膨出的部分为胃底（fundus of stomach）；自胃底向下至角切迹处的中间大部分称胃体（body of stomach）；胃体下界与幽门之间的部分称幽门部（pyloric part），临床上也称胃窦。

在剖开的胃标本上观察胃黏膜的外形及结构。胃壁分为黏膜、黏膜下层、肌层和浆膜 4 层。沿胃小弯处有 4~5 条纵形皱襞，幽门处黏膜形成环形的皱襞，称幽门瓣。在模型上观察胃的肌层，肌层较厚，由外纵、中环、内斜的 3 层平滑肌构成。

（五）小肠

在打开腹腔的整体标本上观察，小肠（small intestine）全长 5~7 m。上端起于胃幽门，下端接续盲肠，分为十二指肠、空肠和回肠 3 部分。

1. 十二指肠

在标本上观察其位置和毗邻，在模型上观察其分部以及与胰腺的关系。

十二指肠（duodenum）位于胃与空肠之间，呈 C 形包绕胰头，分为上部、降部、水平部和升部。上部起自胃的幽门，水平行向右后方，至肝门下方、胆囊颈的后下方，急转向下，移行为降部；降部向下行于第 1~3

腰椎体和胰头的右侧，至第3腰椎体高度，弯向左行，移行为水平部；水平部横过下腔静脉和第3腰椎体的前方，至腹主动脉前方、第3腰椎体左前方，移行为升部；升部斜向左上方，至第2腰椎体左侧转向下，移行为空肠。

十二指肠与空肠转折处形成的弯曲称十二指肠空肠曲。拉动十二指肠空肠曲，可辨认主要由结缔组织构成的十二指肠悬肌，其将十二指肠空肠曲固定在腹后壁右膈脚上。十二指肠悬肌与其下段包被的腹膜皱襞共同构成十二指肠悬韧带，又称Treitz韧带。在腹部外科手术中，Treitz韧带可作为空肠起始的重要标志。

2. 空肠与回肠

在标本上观察空肠、回肠的位置，寻找起止点。空肠（jejunum）和回肠（ileum）的形态结构不完全一致，但变化是逐渐发生的，故两者间无明显界限。一般将系膜小肠的近侧2/5称空肠，远侧3/5称回肠。空肠位于左腰区和脐区；回肠位于脐区、右腹股沟区和盆腔内。

在切开的空肠与回肠标本上观察其结构区别。空肠管壁较厚，回肠管壁较薄。空肠内面环形襞大而多，回肠则小且少。孤立淋巴滤泡分散存在于空肠和回肠的黏膜内，集合淋巴滤泡多见于回肠下部。

(六) 大肠

大肠（large intestine）全长1.5 m，围绕于空肠、回肠的周围，可分为盲肠、阑尾、结肠、直肠和肛管5部分。结肠和盲肠具有三种特征性结构，即结肠带、结肠袋和肠脂垂。结肠带是结肠壁上的3条纵行肌带，会聚于阑尾根部；结肠袋是结肠壁上的袋状膨出，它们是由于结肠带短于肠管的长度使肠管皱缩所形成的；肠脂垂是沿结肠带两侧分布的许多小突起，由浆膜和其所包含的脂肪组织形成。

1. 盲肠和阑尾

盲肠（cecum）位于右髂窝内，是大肠的起始部，其下端为盲端，上续升结肠，左侧与回肠相连。回肠末端向盲肠的开口，称回盲口，其上下缘各有一半月形黏膜皱襞，称回盲瓣（ileocecal valve）。回盲口下方约2 cm处有阑尾的开口。

阑尾（vermiform appendix）是从盲肠下端后内侧壁向外延伸的一条细

管状器官。阑尾根部的体表投影点,通常在右髂前上棘与脐连线的中、外1/3交点处,该点称 McBurney 点。

2. 结肠

结肠(colon)是介于盲肠和直肠之间的一段大肠,整体呈 M 形,包绕于空肠、回肠周围。结肠分为升结肠、横结肠、降结肠和乙状结肠 4 部分。

3. 直肠

在正中矢状切面的盆腔标本上观察。直肠(rectum)在矢状面上有两个弯曲,一个是凸向后方的骶曲,一个是凸向前方的会阴曲。直肠下端的膨大称直肠壶腹。直肠内面有 3 个直肠横襞,具有阻挡粪便下移的作用。

4. 肛管

肛管(anal canal)上接直肠,下端终于肛门,长约 4 cm。肛管内面有 6~10 条纵行的黏膜皱襞,称肛柱;各肛柱下段彼此借半月形黏膜皱襞相连,此襞称肛瓣;每一肛瓣与其相邻的两个肛柱下端之间形成开口向上的隐窝,称肛窦。连结各肛柱下端与各肛瓣边缘的锯齿状环形线称齿状线(或肛皮线)。

(七)肝

1. 肝的形态

用离体的肝标本、肝模型配合观察。肝(liver)呈不规则的楔形,分为上、下面,前、后、左、右四缘。肝上面膨隆,与膈相接触,故称膈面,由镰状韧带(falciform ligament)分为左、右两叶。肝下面凹凸不平,邻接一些腹腔器官,又称脏面。脏面中部有略呈 H 形的左、右纵沟及横沟。左纵沟窄而深,沟前部有肝圆韧带(ligamentum teres hepatis),后部有静脉韧带(ligamenta venosum)。右纵沟阔而浅,前部有胆囊窝(fossa for gallbladder);后部为腔静脉沟(sulcus for vena cava),有下腔静脉通过。横沟为肝门,是肝门静脉、肝固有动脉、肝左右管、淋巴管和神经等出入肝的门户。

2. 肝的位置

用打开腹腔的整体标本并配合半身模型观察。肝大部分位于右季肋区和腹上区,小部分位于左季肋区。

3. 肝外胆道系统

肝外胆道系统是指走出肝门之外的胆道系统，包括胆囊和输胆管道。胆囊（gallbladder）位于肝下面的胆囊窝内，呈梨形，分为胆囊底、体、颈和管。胆囊管弯曲，向下与左侧的肝总管汇合成胆总管。胆总管位于肝门静脉右前方，与胰管汇合，形成略膨大的总管，称肝胰壶腹（hepatopancreatic ampulla），开口于十二指肠大乳头。肝胰壶腹周围有环形平滑肌，称为肝胰壶腹括约肌，可控制胆汁的排出，并防止十二指肠内容物逆入胆总管和胰管内。

（八）胰

在标本上观察胰腺的形态位置，在模型上观察胰腺和十二指肠的位置关系。胰（pancreas）是一个狭长的腺体，位于腹上区和左季肋区，横置于第1~2腰椎体前方，并紧贴于腹后壁。胰分头、颈、体、尾4部分。胰头为胰右端膨大的部分，被十二指肠包绕；胰体横位于第1腰椎体前方；胰尾较细，行向左上方至左季肋区，在脾门下方与脾的脏面相接触。

在胰的实质内偏后方，有一条与胰的长轴平行、起自胰尾向右横贯其全长的主排泄管，称胰管，最后与胆总管合并，共同开口于十二指肠大乳头。

四、临床案例

1. 消化性溃疡

患者，男性，45岁，出现上腹部疼痛、饱胀感、反酸、嗳气等症状，持续3个月，加重1周。患者平时饮食不规律，喜食辛辣、油腻食物，有吸烟史。

检查：上腹部压痛，无反跳痛，肝脾肋下未触及。胃镜检查显示胃窦部有一溃疡，大小约1 cm×1 cm，边缘整齐，底部覆有白苔。

诊断：消化性溃疡。

消化性溃疡是指胃或十二指肠黏膜上发生的慢性溃疡，通常与胃酸和胃蛋白酶的消化作用、幽门螺杆菌（Helicobacter pylori）感染、非甾体抗炎药（NSAIDs）的使用等因素有关。消化性溃疡分为胃溃疡和十二指肠溃疡。

胃溃疡：胃溃疡最常见的好发部位是胃窦部，尤其是胃小弯侧。胃窦部是胃的最下部分，靠近胃与十二指肠的交界处，这个区域的黏膜容易受到胃酸和胃蛋白酶的损害。

十二指肠溃疡：十二指肠溃疡主要发生在十二指肠的第一部分，即十二指肠球部。这个区域的黏膜也容易受到胃酸和胃蛋白酶的影响，尤其是在胃酸分泌过多的情况下。

2. 急性阑尾炎

患者，女性，28岁，右下腹部疼痛，持续约8小时，且逐渐加剧。患者晚餐后出现疼痛，初始为脐周隐痛，后疼痛转移至右下腹部，伴有恶心、呕吐，无发热、腹泻。患者平素身体健康，无特殊疾病史。

检查：体温37.5 ℃，右下腹部压痛明显，反跳痛阳性，肌紧张。血常规检查显示，白细胞计数升高，中性粒细胞比例增加。

诊断：急性阑尾炎。

急性阑尾炎的典型症状包括：

转移性腹痛：初始可能在脐周或上腹部，随后疼痛转移至右下腹部。

恶心和呕吐：可能在疼痛后出现。

发热：轻度发热可为炎症的早期或非特异性表现之一。麦氏点压痛和反跳痛是急性阑尾炎典型的体征。

反跳痛：在轻轻抬起压痛点上的手时，患者可能会感到剧痛。

五、复习思考

1. 某幼儿不小心吞下一小玻璃球，第二天早上这个小玻璃球随粪便排出体外，请说出小玻璃球在此幼儿体内的运行途径。

2. 食管有几个生理性狭窄？各位于何处？有何临床意义？

3. 试述胆汁的产生及进食后胆汁的排出途径。

实验二 呼吸系统

一、实验目的

学习呼吸系统的组成，呼吸道各部的名称和主要结构，肺的形态、位置和分叶，胸膜的分部，纵隔的概念。

二、实验材料

1. 标本：完整呼吸系统标本。
2. 模型：呼吸系统整套模型，头、面矢状切面放大模型，咽、喉、肺放大模型，透明肺模型（示支气管树）。
3. 影像资料：呼吸系统解剖视频。

三、实验内容

（一）鼻

1. 外鼻

在活体上观察外鼻的形态和结构。外鼻（external nose）位于面部中央，以鼻骨和鼻软骨为支架，外被皮肤，内覆黏膜。外鼻与额相连的狭窄部分称鼻根，鼻根与鼻尖之间称鼻背。外鼻前下端的隆突部位称鼻尖，鼻尖两侧的半圆形隆起称鼻翼。

2. 鼻腔

在头正中矢状切面标本上观察，鼻腔（nasal cavity）由鼻中隔分为左、右两腔。鼻中隔（nasal septum）由筛骨垂直板、犁骨和鼻中隔软骨组成支架，表面被覆黏膜，构成鼻腔的内侧壁。每侧鼻腔以鼻阈为界，分为鼻前庭和固有鼻腔。

3. 鼻旁窦

见颅骨章节。

（二）喉

1. 喉的位置及毗邻

在整体标本上观察。喉（larynx）位于颈前正中，上连喉咽部，下接气管，两侧有颈血管、神经和甲状腺侧叶。

2. 喉软骨

观察喉软骨模型。

喉的支架由甲状软骨、环状软骨、会厌软骨和成对的构状软骨等喉软骨构成。甲状软骨（thyroid cartilage）是最大的喉软骨，位于环状软骨与会厌软骨之间，构成喉的前壁和侧壁。甲状软骨由前缘互相愈合的呈四边形的左、右软骨板组成。左、右软骨板的融合处称为前角，前角上端向前突出，称为喉结，在成年男性中尤为明显。环状软骨（cricoid cartilage）是喉软骨中唯一完整的软骨环，位于甲状软骨的下方。会厌软骨（epiglottic cartilage）位于舌骨体后方，形似树叶，上宽下窄，上端游离，下端借甲状会厌韧带连于甲状软骨前角内面的上部。构状软骨（arytenoid cartilages）位于环状软骨板上方中线两侧，形似三棱锥体形，是成对的喉软骨。构状软骨底与环状软骨构关节面形成环构关节，底面有向前伸出的突起称声带突，是声韧带附着处。

3. 喉的连结

观察喉标本。

（1）甲状舌骨膜（thyrohyoid membrane）：位于甲状软骨上缘与舌骨之间的结缔组织膜。

（2）环甲关节（cricothyroid joint）：由环状软骨的甲关节面和甲状软骨的下角构成，属于联合关节。

（3）环构关节（cricoarytenoid joint）：由环状软骨板上缘的构关节面和构状软骨底的关节面构成。

（4）方形膜（quadrangular membrane）：起于甲状软骨前角后面和会厌软骨两侧缘，向后附着于构状软骨前内侧缘，构成喉前庭外侧壁的基础。此膜下缘游离，称前庭韧带。

(5) 弹性圆锥（conus elasticus）：起于甲状软骨前角内面，呈扇形向后，向下止于杓状软骨声带突和环状软骨上缘。弹性圆锥上缘游离增厚，紧张于甲状软骨至声带突之间，称声韧带。弹性圆锥前面中部弹性纤维增厚，称环甲正中韧带。急性喉阻塞时，可在环甲正中韧带处进行穿刺，以建立暂时性通气道。

4. 喉腔

在喉矢状断面的标本和模型上观察。

喉腔（laryngeal cavity）上起自喉口，与咽相通；向下经气管通支气管和肺。喉腔侧壁有上、下两对黏膜皱襞，上方一对称前庭襞（vestibular fold），下方一对称声襞（vocal fold）。上述两对皱襞将喉腔分为3部分，即前庭襞上方的喉前庭（laryngeal vestibule）、声襞下方的声门下腔（infraglottic cavity）、前庭襞和声襞之间的喉中间腔（intermediate cavity of larynx）。声门裂（fissure of glottis）是两侧声襞与杓状软骨底和声带突之间的裂隙，是喉腔最狭窄之处。

（三）气管与支气管

在整体和游离标本及半身人模型上观察。

1. 气管

气管（trachea）起自环状软骨下缘（约平第6颈椎），向下至胸骨角平面（约平第4胸椎体下缘），分叉形成左、右主支气管，分叉处称气管杈。气管杈的内面有一矢状位向上凸出的半月状嵴，称气管隆嵴（carina of trachea），略偏向左侧，是支气管镜检查时判断气管分叉的重要标志。

2. 支气管

左主支气管细而长，嵴下角大，斜行，通常有7~8个软骨环；右主支气管短而粗，嵴下角小，走行较陡直，通常有3~4个软骨环。因此，经气管坠入的异物多进入右主支气管。

（四）肺

在肺的整体标本及模型上观察。肺（lung）位于胸腔内，纵隔两侧，分为左肺和右肺。左肺狭长，被斜裂分为上、下两叶；右肺宽短，被斜裂和水平裂分为上、中、下三叶。

肺呈圆锥形，包括一尖、一底、三面、三缘。肺尖是肺的上端，钝圆，经胸廓入口突入颈根部，达锁骨内侧1/3段上方2~3 cm。肺底即肺的下面，与膈相贴。肋面即肺的外侧面，与胸廓的侧壁和前、后壁相邻。纵隔面即内侧面，与纵隔相邻，其中央的椭圆形凹陷称肺门。膈面即肺底，与膈相邻。前缘是肋面与纵隔面在前方的移形处，较锐利，左肺前缘下部有心切迹。后缘是肋面与纵隔面在后方的移行处，位于脊柱两侧的肺沟内。下缘是肋面与膈面和膈面与纵隔面的移形处。

（五）胸膜

在颈胸部剖开的标本上观察。

胸膜（pleura）是衬覆于胸壁内面、膈上面、纵隔两侧面和肺表面等部位的一层浆膜。根据衬覆部位的不同，胸膜分为壁胸膜和脏胸膜。壁胸膜（parietal pleura）是覆盖在胸壁内面、纵隔两侧面、膈上面及突至颈根部胸廓上口平面以上的胸膜，分为肋胸膜、膈胸膜、纵隔胸膜和胸膜顶4部分。脏胸膜（visceral pleura）是覆盖在肺表面，并伸入至叶间裂内的一层浆膜。

胸膜腔（pleural cavity）是指脏、壁胸膜在肺根处相互移行，二者之间围成的一个封闭的、潜在的腔隙，左、右各一，呈负压，互不相通。胸膜隐窝是不同部分的壁胸膜折返并相互移行处的胸膜腔。胸膜隐窝包括肋膈隐窝、肋纵隔隐窝和膈纵隔隐窝。肋膈隐窝是胸膜隐窝中位置最低、容量最大的部位，其深度可达两个肋间隙。胸膜腔积液常先积存于肋膈隐窝。

（六）纵隔

在开胸的整体标本与纵隔模型上观察。

纵隔（mediastinum）是两侧纵隔胸膜间全部器官、结构和结缔组织的总称。纵隔的前界是胸骨，后界是脊柱胸段，两侧是纵隔胸膜，上界是胸廓上口，下界是膈。纵隔以胸骨角水平面为界，分为上纵隔和下纵隔。下纵隔以心包为界又分为前、中、后纵隔。

纵隔主要包括心、心包、大血管、气管、主支气管、食管、胸导管、奇静脉、迷走神经、交感神经、淋巴结等。

四、临床案例

1. 气胸

患者，男性，25 岁，突发性左侧胸痛，呼吸困难，持续 2 小时。患者无基础疾病史，无创伤或剧烈运动史。病发前曾剧烈咳嗽。

检查：体温 37 ℃，脉搏 110 次/分，呼吸 24 次/分，血压 120/80 mmHg。左侧胸部叩诊呈鼓音，听诊呼吸音减弱。胸部 X 光片显示左侧胸腔有少量积气，肺压缩约 20%。

诊断：闭合性气胸。

2. 支气管异物

患者，男性，3 岁，出现突然的咳嗽和呼吸困难，持续约 30 分钟。患者在玩耍时不慎将一粒小玩具零件吸入气道。家长立即带孩子就医。

检查：体温 37.2 ℃，脉搏 120 次/分，呼吸 40 次/分，血压 90/60 mmHg。患儿出现明显的吸气性呼吸困难，伴有喉鸣音和频繁的咳嗽。听诊发现右侧肺野呼吸音减弱。胸部 X 光片显示右侧支气管区域有高密度影，提示异物存在。

诊断：右侧支气管异物。

治疗：（1）立即采取紧急措施，保持患儿呼吸道通畅，给予高浓度氧气吸入。

（2）支气管镜检查与异物取出：在全身麻醉下进行纤维支气管镜检查，通过镜头将异物取出。

五、复习思考

1. 说明各鼻旁窦的名称、位置、开口部位。
2. 呼吸道异物易坠入哪侧主支气管？为什么？

实验三 泌尿生殖系统

一、实验目的

学习肾的形态位置和结构、泌尿管道的分部和各部的形态。学习男性生殖系统各器官的名称、位置、形态和主要结构。学习女性生殖系统各器官的名称、位置、形态和主要结构。

二、实验材料

1. 标本：完整男、女性泌尿生殖系统标本。
2. 模型：男、女性泌尿、生殖系统模型，男、女性盆腔正中矢状切模型。
3. 影像资料：泌尿生殖系统解剖视频。

三、实验内容

（一）肾

1. 肾的形态

在游离肾标本上观察，肾（kidney）位于腹后壁，左、右各一，形似蚕豆。肾分内、外侧缘，前、后两面及上、下两端。肾内侧缘中部的凹陷称肾门（renal hilum），是肾的血管、神经、淋巴管及肾盂出入的门户。出入肾门诸结构为结缔组织所包裹，称肾蒂（renal pedicle）。由肾门伸入肾实质的腔隙称肾窦（renal sinus），容纳肾血管、肾小盏、肾大盏、肾盂和脂肪等结构。

2. 肾的位置与毗邻

在整体标本上观察，肾位于脊柱两侧，腹膜后间隙内，为腹膜外位器官。左肾在第11胸椎椎体下缘至第2~3腰椎椎间盘之间，右肾在第12胸椎椎体上缘至第3腰椎椎体上缘之间。肾门的体表投影位于竖脊肌外侧缘与第12肋的夹角处，称肾区（renal region），肾病病人触压或叩击该处可引起疼痛。

肾上腺位于肾的上方，二者虽共同被肾筋膜包绕，但其间由疏松的结缔组织分隔。左肾前上部与胃底后面毗邻，中部与胰尾和脾血管接触，下面邻接空肠和结肠左曲。右肾前上部与肝毗邻，下部与结肠右曲相接触，内侧缘与十二指肠降部相邻。两肾后面的1/3与膈相邻，下部自内侧向外侧分别与腰大肌、腰方肌及腹横肌毗邻。

3. 肾的被膜

在整体标本上观察，肾的被膜分为3层，由内向外依次为纤维囊、脂肪囊和肾筋膜。纤维囊（fibrous capsule）是坚韧而致密的、包裹于肾实质表面的薄层结缔组织膜，由致密结缔组织和弹性纤维构成。肾破裂或部分切除时需缝合此膜。脂肪囊（fatty renal capsule）位于纤维囊外周、紧密包裹肾脏的脂肪层。临床上的肾囊封闭，就是将药液注入肾脂肪囊内。肾筋膜（renal fascia）位于脂肪囊的外面，包被肾上腺和肾的周围，由它发出的一些结缔组织小梁穿过脂肪囊与纤维囊相连，具有固定肾脏的功能。

4. 肾的结构

在肾的冠状切面标本和模型上观察，肾实质分为浅部的肾皮质（renal cortex）和深部的肾髓质（renal medulla）。肾皮质富含血管，新鲜标本为红褐色，由肾小体（renal corpuscle）和肾小管（renal tubules）组成。肾髓质由15～20个圆锥形的肾锥体构成。肾锥体的底朝向皮质，尖端钝圆，朝向肾窦。2～3个肾锥体尖端合并成肾乳头（renal papilla），突入肾小盏（minor renal calices），每个肾有7～12个肾乳头，终尿经肾乳头流入肾小盏内。伸入肾锥体之间的肾皮质称肾柱（renal column）。在肾窦内，2～3个肾小盏合成1个肾大盏（major renal calices），再由2～3个肾大盏汇合形成1个肾盂。肾盂离开肾门后逐渐变细，移行为输尿管。

（二）输尿管

输尿管（ureter）是位于腹膜外位的肌性管道。起自肾盂，终于膀胱，长20～30 cm。输尿管先进入腹部，后进入盆腔，最后穿膀胱壁开口于膀胱。其可分为输尿管腹部、输尿管盆部和输尿管壁内部。输尿管全程有3

个生理性狭窄，上狭窄位于肾盂输尿管移行处，中狭窄位于小骨盆上口、输尿管跨过髂血管处，下狭窄位于输尿管壁内部。

（三）膀胱

1. 膀胱的形态

在游离标本上观察，膀胱（urinary bladder）空虚时呈三棱锥体形，分尖、体、底和颈4部分。膀胱尖朝向前上方。膀胱的后面朝向后下方，呈三角形，称膀胱底。膀胱尖与底之间为膀胱体。膀胱的最下部称膀胱颈，男性膀胱颈与前列腺底相邻，女性膀胱颈与盆膈相毗邻。

2. 膀胱的内部结构

在膀胱内面，两输尿管口之间的黏膜皱襞称输尿管间襞。它与尿道内口之间的三角形区域称为膀胱三角（trigone of bladder），此处缺少黏膜下层，无皱襞。膀胱三角是肿瘤、结核和炎症的好发部位。男性尿道内口后方的膀胱三角处有一纵行小隆起，称膀胱垂。

3. 膀胱的位置与毗邻

在盆腔矢状切面标本上观察，膀胱前方邻耻骨联合，男性膀胱底的后方邻精囊腺、输精管壶腹和直肠，女性膀胱底的后方邻子宫和阴道。膀胱空虚时全部位于盆腔内，充盈时膀胱可上移至耻骨联合上方。

（四）尿道

在女性盆腔矢状切面标本上与模型上观察，女性尿道起自膀胱颈部的尿道内口，经阴道前方向前下行，穿过尿生殖膈，开口于阴道前庭的尿道外口。其特点是短、宽、直。

（五）男性生殖器

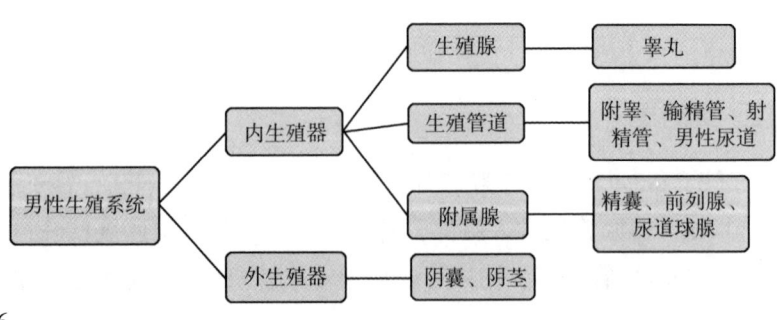

1. 睾丸

在标本上观察,睾丸(testis)位于阴囊内,左、右各一。睾丸呈微扁的卵圆形,表面光滑,观察纵行切开的睾丸,可见表层较厚的睾丸白膜。白膜在睾丸后缘增厚进入睾丸,形成睾丸纵隔,可观察到结缔组织将睾丸实质分隔为许多锥形的睾丸小叶。每个小叶内含有 2~4 条盘曲的生精小管,精子由其生精上皮产生。

2. 附睾

附睾(epididymis)呈新月形,由睾丸输出小管和迂曲的附睾管组成,紧贴睾丸上端和后缘。附睾分为上端膨大的附睾头、中部的附睾体和下段的附睾尾。

3. 输精管与射精管

输精管(ductus deferens)是附睾管的直接延续,管壁较厚,肌层较发达。活体触摸时,呈坚实的圆索状。输精管依其行程可分为 4 部。

(1)睾丸部:始于附睾尾,最短,沿睾丸后缘、附睾内侧行至睾丸上端。

(2)精索部:介于睾丸上端与腹股沟皮下环之间,此段位置表浅,易于触及,是结扎输精管的理想部位。

(3)腹股沟部:全程位于腹股沟管的精索内。

(4)盆部:为输精管最长一段,自腹股沟管深环向内下入盆腔,经输尿管末端前上方至膀胱的后面,两侧输精管膨大形成输精管壶腹,其末端变细,穿过前列腺,与精囊的输出管汇合成射精管。

在男性盆腔矢状切面标本上与模型上观察。射精管(ejaculatory duct)由输精管壶腹末端与精囊的输出管汇合而成,向前下穿前列腺实质,开口于尿道前列腺部。

4. 精囊

精囊(seminal vesicle)位于膀胱底与直肠之间,是一对长椭圆形囊状器官。其输出管与输精管壶腹的末端汇合成射精管。

5. 前列腺

在男性盆腔正中矢状断面模型上观察,可见前列腺(prostate)位于膀胱与尿生殖膈之间,尿道穿过前列腺,形成尿道的前列腺部。

在离体的男性生殖标本上观察,前列腺形似栗子,质韧。上端宽大为前列腺底，下端尖细为前列腺尖，底与尖之间的部分为前列腺体。体的后面平坦，中间有一纵沟，称前列腺沟。

6. 尿道球腺

尿道球腺（bulbourethral gland）是一对豌豆大的球形腺体，位于会阴深横肌内。腺的输出管开后于尿道球部。

7. 阴囊

阴囊（scrotum）是位于阴茎后下方的皮肤囊袋，由皮肤和肉膜组成。囊袋中间有隔，将阴囊分为左、右两腔，容纳两侧的睾丸、附睾及精索等。

8. 阴茎

阴茎（penis）分头、体和根3部分。阴茎根埋藏于阴囊和会阴部皮肤深面，固定在耻骨下支和坐骨支。中间为阴茎体，呈圆柱形，被韧带悬于耻骨联合的前下方。阴茎前端膨大为阴茎头，尖端有呈矢状位裂隙的尿道外口。

9. 男性尿道

在男性盆腔矢状切面标本上观察，男性尿道起自膀胱的尿道内口，止于阴茎头的尿道外口。分为前列腺部、膜部和海绵体部3部分。

男性尿道有三个狭窄、三个膨大和两个弯曲。三个狭窄分别是尿道内口、尿道膜部和尿道外口，尿道结石易嵌顿在这些狭窄部位。三个膨大分别是尿道前列腺部、尿道球部和舟状窝。两个弯曲分别是凸向下后方、位于尿道的耻骨联合下方的耻骨下弯，以及凸向前上方、位于耻骨联合前下方阴茎根和阴茎体之间的耻骨前弯。临床上进行膀胱镜检查或导尿时，应注意这些解剖特点。

（六）女性生殖器

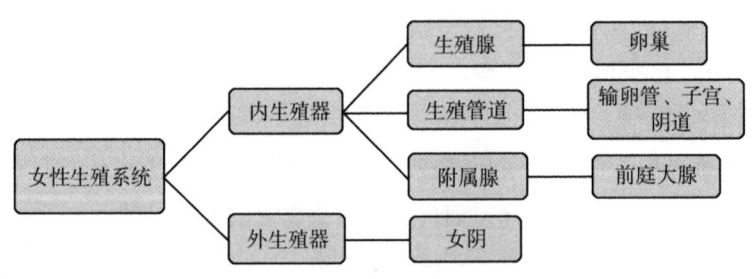

1. 卵巢

在女性盆腔标本与游离女性生殖器标本上观察，卵巢（ovary）位于盆腔卵巢窝内，位置相当于髂内、外动脉夹角处的骨盆外侧壁。卵巢呈扁卵圆形，左、右各一，分为内、外侧面，前、后缘和上、下端。内侧面朝向盆腔，与小肠相邻。外侧面贴着骨盆侧壁的卵巢窝。上端与输卵管末端相接触，称为输卵管端；下端借卵巢固有韧带连于子宫，称为子宫端。卵巢在盆腔内的位置主要依靠卵巢悬韧带和卵巢固有韧带来维持。

2. 输卵管

输卵管（uterine tube）是输送卵子的肌性管道，左、右各一，从卵巢上端连于子宫底的两侧，位于子宫阔韧带上缘内。输卵管由内侧向外侧分为4部：输卵管子宫部是位于子宫壁内的一段，直径最细，以输卵管子宫口通子宫腔；峡部短而直，壁厚腔窄，血管分布少，输卵管结扎术多在此部施行；壶腹部粗而长，壁薄腔大，约占输卵管全长 2/3，向外移行为漏斗部，卵子多在此受精；漏斗部为输卵管末端的膨大部分，漏斗末端中央有输卵管腹腔口，开口于腹膜腔，卵巢排出的卵子由此进入输卵管。

3. 子宫

在标本及游离的完整子宫或模型上观察。

子宫（uterus）前后稍扁，呈倒置的梨形，分为底、体、颈 3 部分。子宫底为输卵管子宫口上平以上隆凸部分；下端狭窄呈圆柱状为子宫颈，是肿瘤的好发部位；底与颈之间为子宫体。子宫内腔分为两部：上部在子宫体内，称子宫腔；下部在子宫颈内，称子宫颈管。子宫颈管呈梭形，下口通阴道，称子宫口。

子宫位于小骨盆中央，在膀胱与直肠之间；下端接阴道，两侧有输卵管和卵巢。子宫主要靠韧带、盆膈和尿生殖膈的托持，以及周围结缔组织的牵拉等作用维持正常位置。子宫韧带有子宫阔韧带、子宫圆韧带、子宫主韧带和子宫骶韧带。

子宫阔韧带（broad ligament of uterus）是覆盖子宫前、后的腹膜，自子宫侧缘向两侧延伸至盆侧壁和盆底，形成双层腹膜皱襞。子宫阔韧带的主要功能是限制子宫向两侧移位，从而帮助维持子宫的正常位置和稳定性。子宫圆韧带（round ligament of uterus）是由平滑肌和结缔组织构成的圆索，起于子宫体前面的上外侧、输卵管子宫口的下方。子宫圆韧带是维持子宫前倾位置的主要结构。子宫主韧带（cardinal ligament of uterus）也称子宫旁组织（parametrium），由坚韧的平滑肌和结缔组织构成。子宫主韧带是维持子宫颈正常位置、防止子宫脱垂的重要结构。子宫骶韧带（uterosacral ligament）是由平滑肌和结缔组织构成的扁索状韧带。此韧带的主要功能是向后上方牵引子宫颈，协同子宫圆韧带维持子宫的前倾前屈位。

4. 阴道

阴道（vagina）是连结子宫和外生殖器的肌性管道，由黏膜、肌层和外膜组成，富有伸展性。阴道位于小骨盆中央，前邻膀胱和尿道，后邻直肠，阴道下部穿经尿生殖膈。阴道穹（fornix of vagina）是位于子宫颈与阴道之间的环形陷凹。它分为前、后、左、右4部分，其中后穹最深。临床上可经阴道后穹引流直肠子宫凹陷内的积液进行诊治，具有重要的临床意义。

四、临床案例

患者，女性，28岁，出现尿频、尿急、尿痛症状，伴腰痛和发热，持续2天。患者平素身体健康，无特殊疾病史。

检查：体温38.5 ℃，血压120/80 mmHg，脉搏100次/分。腹部检查无压痛，肾区有叩击痛。尿常规检查显示，白细胞满视野，红细胞少许，蛋白质阴性。

诊断：急性尿路感染。

尿路感染是一种常见的疾病，尤其在女性中更为常见。一旦出现尿路感染的症状，应及时就医，并按照医嘱完成整个疗程的抗生素治疗，以避免病情复发或转为慢性感染。日常生活中，保持良好的个人卫生习惯，多饮水，有助于预防尿路感染的发生。

五、复习思考

1. 什么是膀胱三角？
2. 简述输尿管的行程及 3 个生理狭窄的部位。
3. 肾结石患者经超声碎石治疗后，结石自肾内排出到输尿管需经过哪些部位？

第三章 脉管系统

实验一 心脏

一、实验目的

掌握心脏的位置、外形,心腔的结构、连通关系,心间隔的形态结构等。

二、实验材料

1. 标本:打开胸前壁的完整标本,离体心(包括完整的和显露各腔的)等。
2. 模型:心血管组成模型,心脏及心脏瓣膜模型等。
3. 影像资料:心血管系统解剖视频。

三、实验内容

(一) 心的位置、外形和毗邻

在打开胸腔的完整人体标本上观察,可见心位于纵隔内,居两肺之间,周围裹以心包。翻开心包的前份,可见心形似倒置的、前后稍扁的圆锥体。

心(heart)约2/3位于正中线的左侧,1/3位于正中线的右侧。前方对向胸骨体和第2~6肋软骨,后方平对第5~8胸椎,两侧与胸膜腔和肺相邻，上方连结出入心的大血管，下方邻膈。心的长轴自右肩斜向左肋下区，与身体正中线成 45°角。

在离体心脏标本及心脏模型上观察，心可分为一尖、一底、两面、三缘、四沟。心尖（cardiac apex）圆钝、游离，由左心室构成，朝向左前下方。心底（cardiac base）朝向右后上方，主要由左心房和小部分的右心房构成。心的胸肋面（前面）朝向前上方，大部分由右心房和右心室构成，一小部分由左心耳和左心室构成。膈面（下面）几呈水平位，朝向下方并略朝向后，隔心包与膈毗邻，大部分由左心室构成，小部分由右心室构成。心的下缘（锐缘）介于膈面与胸肋面之间，接近水平位，由右心室和心尖构成。左缘（钝缘）居胸肋面和肺面之间，绝大部分由左心室构成，仅上方一小部分由左心耳参与。右缘由右心房构成。

心表面有 4 条沟，作为 4 个心腔的表面分界。冠状沟（coronal sulcus）（房室沟）几乎呈额状位，近似环形，是右上方的心房与左下方的心室表面的分界。前室间沟（anterior interventricular groove）和后室间沟（posterior interventricular groove）分别在心室的胸肋面和膈面，从冠状沟走向心尖的右侧，是左、右心室在心表面的分界。在心底，右心房与右上、下肺静脉交界处的浅沟称后房间沟，与房间隔后缘一致，是左、右心房在心表面的分界。后房间沟、后室间沟与冠状沟的相交处称房室交点，是心表面的一个重要标志。

（二）心腔

观察切开的离体心脏或心模型，心被心间隔分为右心房、右心室、左心房、左心室 4 个腔。

1. 右心房

右心房（right atrium）位于心的右上部，壁薄而腔大，可分为前、后两部。前部为固有心房，由原始心房衍变而来。后部为腔静脉窦，内有上、下腔静脉口和冠状窦口。冠状窦口位于下腔静脉口与右房室口之间，相当于房室交界点的深面。

右心房内侧壁的后部主要由房间隔构成。房间隔右侧面中下部有一卵圆形凹陷，称卵圆窝（fossa ovalis），是胚胎时期卵圆孔闭合后的遗迹，此处较为薄弱，是房间隔缺损的好发部位。

2. 右心室

右心室（right ventricle）位于右心房的前下方，前壁较薄，只有左心室壁厚度的 1/3，供应血管相对较少，通常是右心室手术的切口部位。右心室腔被一弓形的肌性隆起，即室上嵴分成后下方的右心室流入道和前上方的流出道两部分。

右心室流入道，又称固有心腔（窦部），从右房室口延伸至右心室尖。室壁有许多纵横交错的肌性隆起，称肉柱，故腔面凹凸不平。基部附着于室壁，尖端突入心室腔的锥体形肌隆起，称乳头肌。右心室流入道的入口为右房室口，呈卵圆形，其周围由致密结缔组织构成的三尖瓣环围绕。三尖瓣（tricuspid valve）（右房室瓣）基底附着于该环上，瓣膜游离缘垂入室腔。

右心室流出道，又称动脉圆锥或漏斗部，位于右心室前上方，内壁光滑无肉柱，呈圆锥体状，其上端借肺动脉口通肺动脉干。肺动脉口周缘有 3 个彼此相连的半月形纤维环，称为肺动脉环，环上附有 3 个半月形的肺动脉瓣（pulmonary valve）。

3. 左心房

左心房（left atrium）位于右心房的左后方，构成心底的大部，是 4 个心腔中最靠后的一个腔。前方有升主动脉和肺动脉，后方与食管相毗邻。左心房可分为前部的左心耳和后部的左心房窦。左心耳突向左前方，覆盖于肺动脉干根部左侧及左冠状沟前部。左心房窦又称固有心房，其腔面光滑，后壁两侧各有两个肺静脉的开口，这些肺静脉将经过气体交换的富含氧气的血液从肺部输送至左心房。左心房窦前下部借左房室口通左心室。

4. 左心室

左心室（left ventricle）位于左心房的左前下方、右心室的左后方，呈圆锥形，锥底被左房室口和主动脉口所占据。左心室壁厚约为右心室壁厚的 3 倍。左心室腔以二尖瓣前尖为界，分为左后方的左心室流入道和右前方的流出道两部分。

左心室流入道，又称左心室窦部，位于二尖瓣前尖的左后方。左心室流入道的入口为左房室口，口周围的致密结缔组织环为二尖瓣环。二尖瓣（mitral valve）（左房室瓣）基底附于二尖瓣环，游离缘垂入室腔。

左心室流出道，又称主动脉前庭、主动脉圆锥或主动脉下窦，为左心室的前内侧部分，由室间隔上部和二尖瓣前尖组成，室间隔构成流出道的前内侧壁，二尖瓣前尖构成后外侧壁。流出道的上界为主动脉口，位于左房室口的右前方，其周围的纤维环上附有3个半月形的瓣膜，称为主动脉瓣（aortic valve）。

（三）心的构造

1. 纤维支架

心纤维支架，又称心纤维骨骼，位于房室口、肺动脉口和主动脉口的周围，由致密结缔组织构成。心纤维支架包括左纤维三角、右纤维三角、4个瓣纤维环（肺动脉瓣环、主动脉瓣环、二尖瓣环和三尖瓣环）、圆锥韧带、室间隔膜部和瓣膜间隔。这些结构作为心肌纤维和心瓣膜的附着点，在心肌运动中起到支持和稳定作用。

2. 心壁

心壁由心内膜、心肌层和心外膜组成，它们分别与血管的三层膜相对应。

心内膜（endocardium）是覆盖在心腔内面的一层滑润的膜，由内皮和内皮下层构成。内皮与大血管的内皮相延续，心瓣膜由心内膜向心腔折叠而成。心肌层（myocardium）是心壁的主要部分，构成心壁的主体，包括心房肌和心室肌两部分。心房肌和心室肌附着于心纤维骨骼，被其分开而不延续，因此心房和心室不会同时收缩。心外膜（epicardium）即浆膜性心包的脏层，包裹在心肌表面，其表面被覆一层间皮（扁平上皮细胞）。

3. 心间隔

在心脏的冠状切面标本上观察。

（1）房间隔（interatrial septum）：位于左、右心房之间，由两层心内膜中间夹心房肌纤维和结缔组织构成。其前缘与升主动脉后面相适应，稍向后弯曲；后缘邻近心表面的后房间沟。房间隔右侧面中下部有卵圆窝，是房间隔最薄弱处。

（2）室间隔（interventricular septum）：位于左、右心室之间。室间隔分为肌部和膜部两部分。肌部占据室间隔的大部分，由肌组织被覆心内膜而成；膜部位于心房与心室交界部位，为室间隔缺损的好发部位。

（3）房室隔（atrioventricular septum）：为房间隔与室间隔之间的过渡、重叠区域。房室隔的上界为间隔上的二尖瓣环，下界为三尖瓣隔侧尖附着缘；前界右侧为室上嵴，左侧为主动脉右后瓣环；后界为冠状窦口前缘至隔侧尖的垂线。房室隔的右侧面全部属于右心房，而左侧面则属于左心室流入道后部和流出道前部，大致呈前窄后宽的三角形。

（四）心传导系

在标记有传导系的心脏模型上观察。

心传导系由特殊心肌细胞构成，包括：窦房结、结间束、房室交界区、房室束、左束支、右束支和 Purkinje 纤维网。

窦房结（sinoatrial node）是心脏的正常起搏点，呈长梭形，位于上腔静脉与右心房交界处的界沟上 1/3 的心外膜深面。结间束包括前结间束、中结间束和后结间束 3 个传导束。房室交界区（atrioventricular junction region）又称房室结区，是心传导系在心房与心室互相连结部位的特化心肌结构，位于房室隔内，其范围基本与房室隔右侧面的 koch 三角一致。房室束（atrioventricular bundle）又称 His 束，起自房室结前端，穿中心纤维体，继而行走在室间隔肌性部与中心纤维体之间，向下行于室间隔膜部的后下缘。同时左束支的纤维陆续从主干发出，最后分为右束支和左束支。左、右束支的分支在心内膜下交织成心内膜下 Purkinje 纤维网，主要分布在室间隔中下部心尖、乳头肌的下部和游离室壁的下部，而室间隔上部、动脉口和房室口附近则分布稀少或没有。

（五）心的血管

心脏的血液供应来自左、右冠状动脉；回流的静脉血，绝大部分经冠状窦汇入右心房，一部分直接流入右心房；极少部分流入左心房和左、右心室。心本身的循环称为冠状循环。

在离体心脏标本和心血管供给标本上观察。

1. 心的动脉

（1）左冠状动脉（left coronary artery）：起自主动脉的主动脉左窦，主干很短，向左走行在肺动脉干与左心耳之间，然后分为前室间支和旋支。

前室间支（anterior interventricular branch）可视为左冠状动脉的直接延续，沿前室间沟下行，其末梢多数绕过心尖切迹止于后室间沟下 1/3，部分止于中 1/3 或心尖切迹，可与后室间支的末梢吻合。旋支由左冠状动脉主干发出后，即行走于左冠状动脉沟内，绕心左缘至左心室膈面，多在心左缘与后室间沟之间的中点附近分支终止。

（2）右冠状动脉（right coronary artery）：起于主动脉的冠状动脉右窦，位于肺动脉干与右心耳之间，沿着冠状沟向右行，绕心锐缘至膈面的冠状沟内。在房室交点附近或右侧，分为后室间支和右旋支。

2. 心的静脉

（1）冠状窦（coronary sinus）：位于心膈面，左心房与左心室之间的冠状沟内。冠状窦起始于左房斜静脉与心大静脉的汇合处，最终注入右心房的冠状窦口。冠状窦的主要属支有心大静脉、心中静脉和心小静脉。

（2）心前静脉（anterior cardiac vein）：起始于右心室前壁，通常有 1~4 支，向上越过冠状沟直接注入右心房。

（3）心最小静脉（smallest cardiac vein）：位于心壁内的小静脉，自心壁肌层的毛细血管丛开始，直接开口于心房或心室腔。

（六）心包

在未切开和已切开心包的标本上观察。

心包（pericardium）：是包裹心和出入心的大血管根部的圆锥形纤维浆膜囊，分为内、外两层，外层是纤维心包，内层是浆膜心包。

纤维心包（fibrous pericardium）：由坚韧的纤维性结缔组织构成，上方包裹出入心的升主动脉、肺动脉、上腔静脉和肺静脉的根部,并与这些大血管的外膜相延续。下方紧附于膈的中心腱。

浆膜心包（serous pericardium）：位于心包囊的内层,分为脏层和壁层。脏层包于心肌表面,形成心外膜。壁层则贴衬于纤维性心包内面,与纤维性心包紧密相贴。

脏、壁两层在出入心的大血管根部互相移行,两层之间的潜在性腔隙称心包腔,内含有少量浆液,起润滑作用。

（七）心的体表投影

通常采用4点连线法来确定。

左上点位于左侧第2肋软骨的下缘,距胸骨侧缘约1.2 cm处；右上点位于右侧第3肋软骨的上缘,距胸骨侧缘约1 cm；右下点位于右侧第7胸肋关节处；左下点位于左侧第5肋间隙,距前正中线约7~9 cm。左、右上点连线为心的上界,左、右下点连线为心的下界。右上点与右下点之间微向右凸的弧形连线为心的右界,左上点与左下点之间微向左凸的弧形连线为心的左界。

四、临床案例

患者,男,10岁,因"发现心脏结构异常10年余"入院。他没有发绀、气促、呼吸困难等症状,但体格检查发现胸骨左缘第4肋间有Ⅲ/6级收缩期杂音。心脏彩超提示房间隔缺损、室间隔缺损、三房心、卵圆孔未闭。

先天性心脏病（congenital heart disease，CHD）是指在出生时存在的心脏结构异常。这些异常可能是心脏的形态、功能或心脏与大血管之间的连结问题。先心病是儿童最常见的出生缺陷之一,可能涉及心脏的多个部分,包括心壁、心脏瓣膜、心腔和血管。

先心病的种类繁多,常见的类型包括：室间隔缺损（ventricular septal defect，VSD）、房间隔缺损（atrial septal defect，ASD）、动脉导管未闭

(patent ductus arteriosus, PDA)、法洛四联症（tetralogy of Fallot, TOF)、大动脉转位（transposition of the great arteries, TGA）等。

五、复习思考

1. 血液在心脏中是如何流动的？为什么只沿着一个方向流动而不会出现逆流的现象？

2. 用简图表示法洛四联症时异常血流的方向。

实验二　动脉和静脉

一、实验目的

学习主动脉及其分支的分布，上、下腔静脉的组成及主要属支，主要浅静脉的走行。

二、实验材料

1. 标本：全身血管标本（显示全身大血管的行程及其一级、二级分支的走行和分布），显示头颈部动脉分支、上肢动脉分支、腹腔动脉分支、髂内动脉分支的标本，头颈部静脉标本，肝门静脉系标本，上肢和下肢浅静脉标本，上、下肢静脉标本。

2. 模型：全身骨骼伴神经血管模型（显示大血管的行程及其一级、二级和三级分支），显示腹腔动脉配布的模型，全身静脉模型，上、下肢浅静脉模型。

3. 影像资料：心血管系统解剖视频。

三、实验内容

（一）动脉

1. 肺循环的动脉

在开胸纵隔标本上观察，肺动脉以一短干起自右心室，在升主动脉的前方向左后上方斜行，于主动脉弓的下方分为左、右肺动脉。肺动脉干分叉处稍左侧与主动脉弓下壁之间有一条索条状结构，即动脉韧带，为胚胎期动脉导管闭锁后的遗迹。

2. 体循环的动脉

（1）主动脉。

在打开胸前壁和腹前壁的胸腹腔深面标本上观察。主动脉（aorta）由左心室发出，其起始段为升主动脉（ascending aorta），自起始处向右前上方斜行，达右侧第2胸肋关节高度移行为主动脉弓（aortic arch）。升主动脉发出左、右冠状动脉。主动脉弓呈弓形弯向左后方，至第4胸椎体的下缘向下移行为降主动脉（descending aorta）。降主动脉自第4胸椎体的下缘至第4腰椎体的下缘。降主动脉在第12胸椎高度穿膈的主动脉裂孔处被分为上方的胸主动脉和下方的腹主动脉两部分。腹主动脉行至第4腰椎体的下缘处分为左、右髂总动脉。

从主动脉弓发出的分支由右向左分别为头臂干、左颈总动脉和左锁骨下动脉。头臂干（brachiocephalic trunk）为一粗短的干，起始后向右上方斜行至右胸锁关节的后方，分为右颈总动脉和右锁骨下动脉。

（2）头颈部动脉。

在头颈部动脉分支的标本和模型上观察。

①颈总动脉（common carotid artery）。颈总动脉是头颈部的动脉主干。左颈总动脉起自主动脉弓，右颈总动脉起自头臂干。两侧的颈总动脉均经胸锁关节的后方，沿食管、气管和喉的外侧上行，至甲状软骨上缘的高度，分为颈内动脉和颈外动脉。颈总动脉上段的位置表浅，在活体上可摸到其搏动。

在颈总动脉分叉处及其附近有颈动脉窦和颈动脉小球两个重要结构。颈动脉窦（carotid sinus）是颈总动脉末端与颈内动脉起始部的膨大部分。窦壁的外膜内含有丰富的游离神经末梢，称压力感受器。颈动脉小球（carotid glomus）是一个扁椭圆形小体，借结缔组织连于颈总动脉分叉处的后方，作为化学感受器，可感受血液内二氧化碳分压、氧分压和氢离子浓度的变化。

②颈内动脉（internal carotid artery）。在颈部无分支，自颈总动脉发出后，垂直上行至颅底，经颈动脉管入颅腔，分支分布于视器和脑。

③颈外动脉（external carotid artery）。自颈总动脉分出后，上行至下颌颈处分为颞浅动脉和上颌动脉两条终支。颈外动脉共有8条分支：甲状腺上动脉（superior thyroid artery）、舌动脉（lingual artery）、面动脉（facial artery）、颞浅动脉（superficial temporal artery）、上颌动脉（maxillary artery）、枕动脉（occipital artery）、耳后动脉（posterior auricular artery）和咽升动脉（ascending pharyngeal artery）。

④锁骨下动脉（subclavian artery）。左锁骨下动脉起自主动脉弓，右锁骨下动脉起自头臂干，二者均经胸锁关节的后方斜向外行至颈根部，呈弓状经胸膜顶的前方，穿斜角肌间隙至第1肋外侧缘续为腋动脉。锁骨下动脉的主要分支有椎动脉（vertebral artery）、胸廓内动脉（internal thoracic artery）、甲状颈干（thyrocervical trunk）和肋颈干（costocervical trunk）。

（3）上肢的动脉。

在整体标本和上肢标本上观察。

①腋动脉（axillary artery）。在第1肋的外侧缘续于锁骨下动脉，经腋窝的深部至背阔肌的下缘移行为肱动脉。其分支有胸上动脉、胸肩峰动脉、胸外侧动脉、肩胛下动脉、旋肱后动脉和旋肱前动脉。

②肱动脉（brachial artery）。是腋动脉的直接延续，与正中神经伴行，沿肱二头肌的内侧至肘窝，在平桡骨颈的高度分为桡动脉和尺动脉。

③桡动脉（radial artery）。先行经肱桡肌和旋前圆肌之间，继而在肱桡肌腱和桡侧腕屈肌腱之间下行，绕桡骨茎突至手背，继而穿第1掌骨间隙至手掌，其末端与尺动脉掌深支相吻合形成掌深弓。

④尺动脉（ulnar artery）。在尺侧腕屈肌与指浅屈肌之间下行，经豌豆骨的桡侧至手掌。其末端与桡动脉的掌浅支吻合形成掌浅弓。

⑤掌浅弓与掌深弓。

掌浅弓（superficial palmar arch）位于掌腱膜深面，由尺动脉的终支和桡动脉的掌浅支构成。自掌浅弓向前发出4条分支，内侧支供应小指尺侧缘，其余3支为指掌侧总动脉，其在掌指关节处每支分为2支指掌侧固有动脉，供应第2~5指的相对面。

掌深弓（deep palmar arch）位于指深屈肌腱的深方，由桡动脉的终支和尺动脉的掌深支构成。由掌深弓发出3支掌心动脉，行至掌指关节附近分别注入相应的指掌侧总动脉。

（4）胸主动脉。

在打开胸前壁的整体标本上观察，胸主动脉（thoracic aorta）是胸部的动脉主干，位于胸腔后纵隔内，在第4胸椎的左侧续于主动脉弓，初沿脊柱的左侧下行，逐渐转向其前方，到第10胸椎高度处，穿膈的主动脉裂孔移行于腹主动脉。其分支有壁支和脏支两种。

壁支主要包括9对肋间后动脉（posterior intercostal arteries）、1对肋下动脉和1对膈上动脉。脏支主要包括支气管动脉、食管动脉和心包支。

（5）腹主动脉。

在腹腔深层标本上观察，腹主动脉（abdominal aorta）是腹腔的动脉主干，其在膈的主动脉裂孔处续于胸主动脉，沿腰椎的前方下降，至第4腰椎体的下缘处分为左、右髂总动脉。腹主动脉也有壁支和脏支之分。壁支包括1对膈下动脉、4对腰动脉和1对骶正中动脉。脏支包括成对的肾上腺中动脉、肾动脉（renal artery）、睾丸动脉（testicular artery）、卵巢动脉（ovarian artery），以及不成对的腹腔干、肠系膜上动脉和肠系膜下动脉。

腹腔干（celiac trunk）为粗而短的动脉干，在膈的主动脉裂孔的稍下方起自腹主动脉的前壁，随即分为胃左动脉、肝总动脉和脾动脉三大分支。

肠系膜上动脉（superior mesenteric artery）在腹腔干的稍下方，约平第1腰椎的高度起自腹主动脉的前壁，经胰头和胰体交界处的后方下行，越过十二指肠水平部的前面进入肠系膜根，然后向右髂窝方向走行。其分支包括胰十二指肠下动脉、空肠动脉、回肠动脉、回结肠动脉、右结肠动脉和中结肠动脉。

肠系膜下动脉（inferior mesenteric artery）在约平第3腰椎的高度起自腹主动脉的前壁，向左下方走行。其分支包括左结肠动脉、乙状结肠动脉和直肠上动脉。

（6）髂总动脉。

在打开腹前壁的腹腔血管标本上观察，髂总动脉（common iliac artery）左、右各一，在第4腰椎左前方起自腹主动脉，向下外侧行至骶髂关节处分为髂内动脉和髂外动脉。

髂内动脉（internal iliac artery）是盆部动脉的主干，为一短干，沿盆腔侧壁下行，分部范围包括盆腔脏器以及盆部的肌肉。其分支有壁支和脏支。壁支包括闭孔动脉、臀上动脉、臀下动脉、髂腰动脉和骶外侧动脉。脏支包括脐动脉、子宫动脉、阴部内动脉、膀胱下动脉和直肠下动脉。

髂外动脉（external iliac artery）沿腰大肌内侧缘下降，经腹股沟韧带中点的深面至股前部，移行为股动脉。

（7）下肢的动脉。

①股动脉（femoral artery）。股动脉是髂外动脉的直接延续，是下肢动脉的主干，在股三角内下行，穿过收肌管后出收肌腱裂孔至腘窝，移行为腘动脉。股动脉的分支分布于大腿肌、腹前壁下部的皮肤和外阴部等。

②腘动脉（popliteal artery）。在腘窝的深部下行，至腘肌的下缘分为胫前动脉和胫后动脉。

③胫前动脉（anterior tibial artery）。由腘动脉发出后，穿小腿骨间膜至小腿的前面，在小腿前群肌之间下行，至踝关节的前方移行为足背动脉。

④胫后动脉（posterior tibial artery）。发出腓动脉，本干沿小腿后面浅、深肌群之间下行，经内踝的后方转至足底，分为足底内侧动脉和足底外侧动脉两个终支。胫后动脉的分支分布于小腿后群肌、外侧群肌及足底

肌。

(二) 静脉

1. 肺循环的静脉

在纵隔标本上观察,肺静脉(pulmonary vein)位于左心房的后部,分别为右上、右下肺静脉,左上、左下肺静脉,分别开口于左心房的两侧壁。

2. 体循环的静脉

体循环的静脉包括上腔静脉系、下腔静脉系和心静脉系。

(1) 上腔静脉系。由上腔静脉及其属支组成,收集头颈部、上肢和胸部(心和肺除外)等上半身的静脉血。

①头颈部静脉。浅静脉包括面静脉、颞浅静脉、颈前静脉和颈外静脉。深静脉包括颅内静脉、颈内静脉和锁骨下静脉等。

颈内静脉(internal jugular vein):于颈静脉孔处续于乙状窦,在颈动脉鞘内沿颈内和颈总动脉外侧下行,至胸锁关节后方与锁骨下静脉汇合成头臂静脉。颈内静脉的颅内属支有乙状窦和岩下窦,收集颅骨、脑膜、脑、泪器和前庭蜗器等处的静脉血。颅外属支包括面静脉、舌静脉、咽静脉、甲状腺上静脉和甲状腺中静脉等。

锁骨下静脉(subclavian vein):起始于第1肋骨的外侧缘,由腋静脉延续而成,向内行于腋动脉前下方,至胸锁关节后方与颈内静脉汇合成头臂静脉。两静脉汇合部称为静脉角,是淋巴导管的注入部位。

②上肢静脉。上肢浅静脉包括头静脉、贵要静脉、肘正中静脉及其属支。临床上常用手背静脉网、前臂和肘部前面的浅静脉取血、输液和注射药物。上肢深静脉与同名动脉伴行,且多为两条。

头静脉(cephalic vein):起自手背静脉网的桡侧,沿前臂下部的桡侧、前臂上部和肘部的前面以及肱二头肌外侧沟上行,再经三角肌与胸大肌间沟行至锁骨下窝,穿深筋膜注入腋静脉或锁骨下静脉。

贵要静脉(basilic vein):起自手背静脉网的尺侧,沿前臂尺侧上行,在肘部转向前面,在肘窝处接受肘正中静脉,再经肱二头肌内侧沟至臂中点平面，穿深筋膜汇入肱静脉，或伴肱静脉上行，注入腋静脉。

③胸部静脉。主要有头臂静脉、上腔静脉、奇静脉及其属支。

头臂静脉（brachiocephalic veins）：由锁骨下静脉和颈内静脉在胸锁关节后方汇合而成。

上腔静脉（superior vena cava）：由左、右头臂静脉汇合而成。沿升主动脉的右侧下行，至右侧第2胸肋关节后方穿纤维心包，平第3胸肋关节下缘注入右心房。在穿纤维心包之前，有奇静脉注入。

奇静脉（azygos vein）：在右膈脚处起自右腰升静脉，沿食管后方和胸主动脉右侧上行，至第4胸椎体高度向前勾绕右侧肺根上面，注入上腔静脉。沿途收集右侧肋间静脉、食管静脉、支气管静脉和半奇静脉的血液。

（2）下腔静脉系。由下腔静脉及其属支组成，收集下半身的静脉血。

①下肢静脉。下肢静脉分为浅静脉和深静脉两类。

小隐静脉（small saphenous vein）：起自足背静脉弓的外侧，经过踝后方，沿小腿后面上行，至腘窝下角处穿筋膜，再经腓肠肌的内、外侧两头之间上行，注入腘静脉。小隐静脉收集足外侧部和小腿后部浅层的静脉血。

大隐静脉（great saphenous vein）：是全身最长的静脉。起自足背静脉弓的内侧端，经内踝前方，沿小腿内侧面、膝关节内后方、大腿内侧面上行，至耻骨结节外下方3~4 cm处穿阔筋膜的隐静脉裂孔，注入股静脉。大隐静脉在注入股静脉之前接受旋髂浅静脉、腹壁浅静脉、阴部外静脉、股内侧浅静脉和股外侧浅静脉等5条属支。

下肢深静脉：胫前静脉和胫后静脉汇合成腘静脉。腘静脉穿收肌腱裂孔移行为股静脉（femoral vein）。股静脉伴股动脉上行，经腹股沟韧带后方续为髂外静脉。

②腹盆部静脉。主要有髂外静脉（external iliac vein）、髂内静脉（internal iliac vein）、下腔静脉和肝门静脉及其属支。

下腔静脉（inferior vena cava）：由左、右髂总静脉（common iliac veins）在第4或第5腰椎体右前方汇合而成。它沿腹主动脉右侧和脊柱右前方上行，经肝脏的腔静脉沟，穿过膈肌的腔静脉孔进入胸腔，再穿纤维心包注入右心房。下腔静脉的属支分为壁支和脏支。壁支包括1对膈下静脉和4对腰静脉。脏支包括睾丸（卵巢）静脉、肾静脉、右肾上腺静脉和肝静脉等。

肝门静脉（hepatic portal vein）：由肠系膜上静脉（superior mesenteric vein）和脾静脉（spleen vein）在胰头后方汇合而成。它经胰颈和下腔静脉之间上行进入肝十二指肠韧带，在肝固有动脉和胆总管的后方上行至肝门，然后分为两支，分别进入肝左叶和肝右叶。肝门静脉在肝内反复分支，最终注入肝血窦。

肝门静脉的属支包括肠系膜上静脉、肠系膜下静脉、脾静脉、胃左静脉、胃右静脉、胆囊静脉和附脐静脉等，多与同名动脉伴行。肝门静脉收集腹腔不成对脏器（肝除外）的静脉血。

肝门静脉系与上、下腔静脉系之间存在一些交通途径。在正常情况下，肝门静脉系与上、下腔静脉系之间的交通支细小，血流量少。肝硬化、肝肿瘤、肝门处淋巴结肿大等可压迫肝门静脉，导致肝门静脉回流受阻。此时肝门静脉系的血液经上述交通途径形成侧支循环，通过上、下腔静脉系回流。

（3）心静脉系。由冠状窦及其属支（主要有心大静脉、心中静脉、心小静脉）组成，收集心脏的静脉血液。

四、临床案例

患儿，女，2岁，因发育迟缓、哭闹时呼吸急促就诊。听诊在胸骨左缘第3、4肋间可闻及全收缩期杂音。超声检查显示，左室轻度扩大，室间隔肌部回声中段并呈隧道样，左室面宽约6 mm，右室面宽约5 mm，深约6 mm。诊断为室间隔缺损（肌部）。

五、复习思考

1. 口服诺氟沙星治疗膀胱炎时，药物自小肠吸收，经过血液循环，最后排出体外。请依次写出药物从入口到随尿液排出体外所经过的解剖路径。

2. 肝癌需要灌注化疗药物治疗，试述自股动脉插管到肝固有动脉的途径。

3. 患者，女，2岁，因先天性心脏病、动脉导管未闭而入院，准备施行手术结扎动脉导管。问题：动脉导管位于何处？胎儿时期，动脉导管的作用是什么？动脉导管未闭，如何改变血液方向？患有动脉导管未闭的患儿，会出现皮肤发绀，为什么？

实验三　淋巴系统

一、实验目的

学习淋巴系统的组成，淋巴管道的分类，淋巴结和脾的形态，主要淋巴结群的位置。

二、实验材料

1. 标本：全身淋巴结标本，胸导管及右淋巴导管解剖标本，胸、腹、盆腔的淋巴结标本。
2. 模型：淋巴系统模型，脾脏的模型。
3. 影像资料：淋巴系统解剖视频。

三、实验内容

（一）淋巴导管

1. 胸导管

胸导管（thoracic duct）是全身最大的淋巴管，在平第12胸椎下缘高度起自乳糜池，经主动脉裂孔进入胸腔。胸导管在注入左静脉角处接受左颈干、左锁骨下干和左支气管纵隔干。乳糜池位于第 1 腰椎前方，接受左、右腰干和肠干。胸导管引流下肢、盆部、腹部、左上肢、左胸部和左头、颈部的淋巴，即全身 3/4 部位的淋巴。

2. 右淋巴导管

右淋巴导管（right lymphatic duct）由右锁骨下干、右颈干和右支气管纵隔干汇合而成，注入右静脉角。右淋巴导管引流右上肢、右胸部和右头颈部的淋巴，即全身 1/4 部位的淋巴。

右淋巴导管与胸导管之间存在着交通。

(二) 淋巴结的位置和淋巴引流范围

1. 头颈部的淋巴结

头颈部淋巴结在头、颈交界处呈环状排列，在颈部沿静脉纵向排列，少数淋巴结位于消化道和呼吸道周围。

头部淋巴结包括枕淋巴结（occipital lymph nodes）、乳突淋巴结（mastoid lymph nodes）、腮腺淋巴结（parotid lymph nodes）、下颌下淋巴结（submandibular lymph nodes）、颏下淋巴结（submental lymph nodes）等。这些淋巴结主要引流头面部淋巴，输出淋巴管直接或间接注入颈外侧上深淋巴结。颈部淋巴结主要包括颈前淋巴结（anterior cervical lymph node）和颈外侧淋巴结（lateral cervical lymph node）。

2. 上肢淋巴结

上肢浅、深淋巴管分别与浅静脉和深血管伴行，直接或间接注入腋淋巴结。

腋淋巴结（axillary lymph node）位于腋窝疏松结缔组织内，沿血管排列。腋淋巴结按位置分为胸肌淋巴结（pectoral lymph node）、外侧淋巴结（lateral lymph node）、肩胛下淋巴结（subscapular lymph node）、中央淋巴结（central lymph node）和尖淋巴结（apical lymph node）。腋淋巴结主要收集上肢、胸壁和乳房等处的淋巴。

3. 胸部淋巴结

胸部淋巴结位于胸壁内和胸腔器官周围。

（1）胸壁淋巴结。

胸后壁和胸前壁大部分浅淋巴管注入腋淋巴结，胸前壁上部的浅淋巴管注入颈外侧下深淋巴结，胸壁深淋巴管注入胸壁淋巴结。胸壁淋巴结包括胸骨旁淋巴结（parasternal lymph node）、肋间淋巴结（intercostal lymph node）和膈上淋巴结（superior phrenic lymph node）。

（2）胸腔器官淋巴结。

胸腔器官淋巴结包括纵隔前淋巴结（anterior mediastinal lymph nodes）、纵隔后淋巴结（posterior mediastinal lymph node），以及气管、支气管和肺的淋巴结。

4. 下肢淋巴结

下肢浅、深淋巴管分别与浅静脉和深血管伴行，直接或间接注入腹股沟淋巴结。此外，臀部的深淋巴管沿深血管注入髂内淋巴结。

（1）腘淋巴结（popliteal lymph node）：分为浅、深两群。浅群腘淋巴结沿小隐静脉末端排列，而深群腘淋巴结则沿腘血管排列。主要收纳足外侧缘和小腿后外侧部的浅淋巴管，以及足和小腿的深淋巴管。腘淋巴结的输出淋巴管沿股血管上行，最终注入腹股沟深淋巴结。

（2）腹股沟淋巴结。

①腹股沟浅淋巴结（superficial inguinal lymph node）：位于腹股沟韧带下方，可分为上、下两群，其输出淋巴管注入腹股沟深淋巴结或髂外淋巴结。

②腹股沟深淋巴结（deep inguinal lymph node）：位于股静脉周围和股管内，其输出管注入髂外淋巴结。

5. 盆部淋巴结

盆部淋巴结沿盆腔血管排列，包括骶淋巴结（sacral lymph node）、髂内淋巴结（internal iliac lymph node）、髂外淋巴结（external iliac lymph node）和髂总淋巴结（common iliac lymph node）。

6. 腹部淋巴结

腹部淋巴结位于腹后壁和腹腔脏器周围，沿腹腔血管排列。

（1）腹壁淋巴结：位于脐平面以上腹前外侧壁的浅、深淋巴管分别注入腋淋巴结和胸骨旁淋巴结；而脐平面以下的腹壁浅淋巴管则注入腹股沟浅淋巴结，深淋巴管注入腹股沟深淋巴结、髂外淋巴结和腰淋巴结（lumbar lymph node）。

（2）腹腔器官的淋巴结：腹腔成对器官的淋巴管注入腰淋巴结，不成对器官的淋巴管注入沿腹腔干、肠系膜上动脉和肠系膜下动脉及其分支排列的淋巴结。

（三）脾和胸腺

1. 脾

脾（spleen）是人体最大的淋巴器官，具有储血、造血、清除衰老红细胞和进行免疫应答的功能。脾位于左季肋区，胃底与膈之间，第9～11肋的深面，长轴与第10肋一致。

脾分为膈、脏两面，上、下两缘，前、后两端。脏面内凹，与胃底、左肾、左肾上腺、胰尾和结肠左曲相邻。脏面近中央处有一条沟，是神经、血管出入之处，称为脾门（splenic hilum）。膈面外面平滑而隆凸，与膈相对。上缘较锐，朝向前上方，前部有2～3个切迹，称为脾切迹（splenic notch）。脾肿大时，脾切迹仍存在，可作为触诊的标志。

2. 胸腺

胸腺（thymus）位于胸骨柄的后方，上纵隔前部，贴近心包上方和大血管前面，向上到达胸廓上口，向下至前纵隔。胸腺由左、右两叶组成，呈不对称的扁条状，质软，两叶之间借结缔组织相连。

四、临床案例

某人因排出乳白色尿液就医，经化验，尿液中所含的是经小肠绒毛吸收的脂肪分解后合成的产物——乳糜。试分析在什么病理条件下乳糜会进入尿内？

五、复习思考

1. 试从解剖学角度解释左季肋区暴力打击时脾破裂大出血的机制。
2. 简述胸导管的起止、行程与收集范围。

第四章 特殊感觉器官

一、实验目的

掌握眼球的形态、结构和功能,前庭蜗器的组成、形态和功能。熟悉咽鼓管的位置与功能,小儿咽鼓管的形态特点。了解眼副器的组成。

二、实验材料

1. 标本:牛眼(已解剖的和未解剖的),眼睑标本,泪器标本,显示外耳、中耳与内耳的标本。
2. 模型:眼球模型,显示外、中、内耳的耳模型,中耳鼓室模型。
3. 影像资料:感觉器解剖视频。

三、实验内容

(一)眼球

观察水平切或冠状切牛眼和模型。

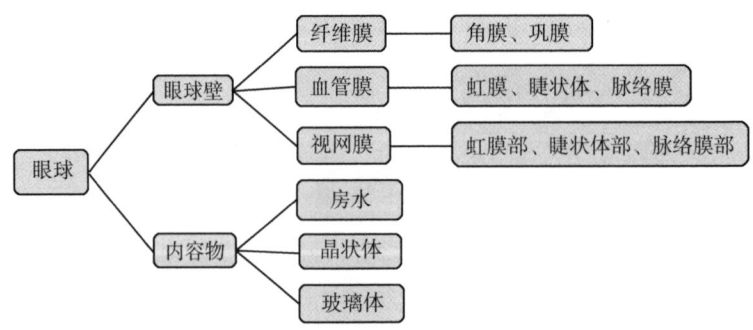

1. 眼球壁

眼球壁从外向内依次分为纤维膜、血管膜和视网膜 3 层。

(1) 眼球纤维膜。

纤维膜的前 1/6 是角膜（cornea），它无色透明，富有弹性，无血管但富含感觉神经末梢。角膜屈度较大，外凸内凹，具有屈光作用。纤维膜的后 5/6 是巩膜（sclera），呈乳白色不透明，厚而坚韧，具有保护眼球内容物和维持眼球形态的作用。

靠近角膜缘处的巩膜实质内，有环形的巩膜静脉窦，是房水流出的通道。

(2) 眼球血管膜。

眼球血管膜富含血管和色素细胞，呈棕黑色。血管膜由前向后分为虹膜、睫状体和脉络膜 3 部分。

①虹膜（iris）：位于中膜的最前部，是一个圆盘状的薄膜，中央有瞳孔（pupil）。虹膜内有瞳孔括约肌和瞳孔开大肌，可控制瞳孔的大小，调节进入眼内的光线量。

②睫状体（ciliary body）：位于巩膜与角膜移形部的内面，是血管膜中最肥厚的部分。睫状体具有调节晶状体曲度和产生房水的作用。

③脉络膜（choroid）：占血管膜的后 2/3，富含血管和色素。脉络膜为眼球内组织，提供营养并吸收分散光线。

(3) 眼球视网膜。

视网膜（retina）位于眼球血管膜的内面，自前向后分为 3 部分，即视网膜虹膜部、睫状体部和脉络膜部。在标本上观察，可见视网膜后部有圆形隆起的视盘，其后方连于视神经。在眼球模型上观察视网膜的结构，可见视网膜后部有血管穿出的圆形隆起，即视神经盘（optic disc）。在视神经盘外（颞）侧有一黄色小区，称黄斑（macula lutea），直径约 1.8~2 mm。黄斑中央凹陷称中央凹（fovea centralis），此区无血管，为感光最敏锐处。

2. 眼球内容物

(1) 房水（aqueous humor）：为无色透明的液体，充填于眼房内。它为角膜和晶状体提供营养,并维持正常的眼内压。房水由睫状体产生,进入眼后房,经瞳孔至眼前房,又经虹膜角膜角进入巩膜静脉窦,借睫前静脉汇入眼上、下静脉。

(2) 晶状体(lens):位于虹膜和玻璃体之间,借睫状小带与睫状体相连。晶状体呈双凸透镜状,透明且富有弹性,不含血管和神经。晶状体是眼屈光系统的主要装置,其曲度随所视物体的远近不同而改变。

(3) 玻璃体(vitreous body):是无色透明的胶状物质,表面被覆玻璃体膜。它填充于晶状体和视网膜之间,约占眼球内腔的后4/5。玻璃体具有屈光作用,对视网膜和眼球壁起支撑作用。

(二) 眼副器

眼副器包括眼睑、结膜、泪器、眼球外肌、眶脂体(adipose body of orbit)和眶筋膜(orbital fasciae)等结构,具有保护、运动和支撑眼球的功能。

1. 眼睑

眼睑(palpebrae)位于眼球前方,分为上睑和下睑,两睑之间的裂隙称睑裂。睑裂的内、外侧端分别称内眦和外眦。眼睑由浅至深可分为5层:皮肤、皮下组织、肌层、睑板和睑结膜。

2. 结膜

结膜(conjunctiva)是一层薄而透明、富含血管的黏膜,覆盖在眼球前面和眼睑内面。结膜按所在部位分为睑结膜(palpebral conjunctiva)、球结膜(bulbar conjunctiva)和结膜穹窿(conjunctival fornix)。

3. 泪器

泪器(lacrimal apparatus)由泪腺和泪道组成。

(1) 泪腺(lacrimal gland):位于眼眶外上方的泪腺窝内。泪腺分泌泪液,具有防止角膜干燥和冲洗微尘的作用。

(2) 泪道:包括泪点、泪小管、泪囊和鼻泪管。

①泪点:在上、下睑缘近内侧端处各有一隆起称泪乳头,其顶部有一小孔称泪点,是泪小管的开口。

②泪小管：为连结泪点与泪囊的小管，分为上泪小管和下泪小管，分别垂直向上、下行，继而几乎成直角转向内侧汇合一起，开口于泪囊上部。

③泪囊：位于泪囊窝内，为一膜性囊。上端为盲端，下部移行为鼻泪管。

④鼻泪管：为膜性管道，上部包埋在骨性鼻泪管中，与骨膜结合紧密；下部在鼻腔外侧壁黏膜的深面，开口于下鼻道外侧壁。

4. 眼球外肌

眼球外肌（extraocular muscles）是视器的运动装置。包括运动眼球的4块直肌、2块斜肌和运动眼睑的上睑提肌，均为骨骼肌。

（1）上睑提肌（levator palpebrae superioris）：起自视神经管前上方的眶壁，向前下行于直肌上方，止于上眼睑的皮肤和上睑板。上睑提肌的主要功能是提上眼睑，开大眼裂。

（2）上、下、内、外直肌：运动眼球的4块直肌为上直肌（rectus superior）、下直肌（rectus inferior）、内直肌（rectus medialis）和外直肌（rectus lateralis），分别位于眼球的上方、下方、内侧和外侧。各直肌共同起自视神经管周围和眶上裂内侧的总腱环，在赤道的前方，分别止于巩膜的上、下、内侧和外侧。上、下、内、外直肌收缩时，分别使瞳孔转向上内、下内、内侧和外侧。

（3）上斜肌和下斜肌。

上斜肌（obliquus superior）位于上直肌和内直肌之间，起自蝶骨体，止于眼球后外侧赤道后方的巩膜。该肌收缩使瞳孔转向下外方。

下斜肌（obliquus inferior）位于眶下壁和下直肌之间，起自眶下壁的前内侧，止于眼球下面赤道后方的巩膜。该肌收缩使瞳孔转向上外方。

（三）眼的血管和神经

1. 眼的动脉

眼球和眶内结构的血液供应主要来自眼动脉。眼动脉起自颈内动脉，终于滑车上动脉。在行程中眼动脉发出分支供应眼球、眼球外肌、泪腺和眼睑等。眼动脉主要分支包括：视网膜中央动脉（central artery of retina）、睫后短动脉、睫后长动脉和睫前动脉。

2. 眼的静脉

眼球内的静脉包括视网膜中央静脉、涡静脉和睫前静脉。眼球外的静脉包括眼上静脉和眼下静脉。眼静脉内无瓣膜，在内眦处向前与面静脉吻合，向后注入海绵窦。因此，面部感染可经眼静脉侵入海绵窦，引起颅内感染。

3. 眼的神经

视神经起于视网膜的视神经盘，穿过视神经管进入颅腔，最终到达大脑的视交叉。眼球外肌由动眼神经、滑车神经、展神经支配。眼球内肌由动眼神经和交感神经支配。视器的感觉神经是来源于三叉神经的眼神经。

（四）外耳（external ear）

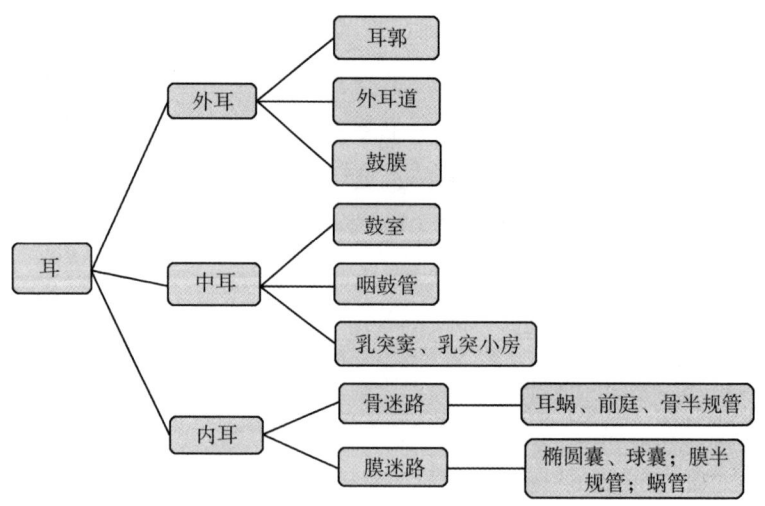

在耳标本和模型上观察。

1. 耳郭

耳郭（auricle）位于头部的两侧，凸面向后，凹面朝向前外。

2. 外耳道

外耳道（external auditory meatus）是从外耳门至鼓膜的管道。外耳道外 1/3 为软骨部，与耳郭的软骨相连；内 2/3 为骨性部，是由颞骨鳞部和鼓部围成的椭圆形短管。婴儿因颞骨尚未骨化，其外耳道几乎全由软骨支持，短而直，鼓膜近于水平位。

（五）中耳

中耳（middle ear）为一含气的不规则腔道，大部分位于颞骨岩部内。中耳向外借鼓膜（tympanic membrane）与外耳道相隔，向内毗邻内耳，向前以咽鼓管通向鼻咽部。

1. 鼓室

鼓室（tympanic cavity）是颞骨岩部内含气的不规则小腔。鼓室由 6 个壁围成，内有听小骨、韧带、肌、血管和神经等。

（1）外侧壁：大部分由鼓膜构成，故又名鼓膜壁。鼓膜的上方为骨部，即鼓室上隐窝的外侧壁。鼓膜位于外耳道与中耳鼓室之间，为椭圆形半透明薄膜，直径约为 1 cm。鼓膜边缘的大部分附着于颞骨上，中心向内凹陷，称鼓膜脐，为锤骨柄末端附着处。

（2）上壁：又称盖壁，由颞骨岩部前外侧面的鼓室盖构成，分隔鼓室与颅中窝。

（3）下壁：又称颈静脉壁，为一薄层骨板，分隔鼓室与颈静脉窝内的颈静脉球。

（4）前壁：也称颈动脉壁，即颈动脉管的后壁。此壁甚薄，借骨板分隔鼓室与颈内动脉。此壁上部为颞骨岩部和鳞部的交界处，有两个小管，上方为鼓膜张肌半管，下方为咽鼓管半管。

（5）内侧壁：又称迷路壁，与内耳相隔。其中部有圆形的隆起，称岬。岬的后上方有一卵圆形小孔，称前庭窗或卵圆窗，通向前庭。在活体上由镫骨底及其周缘的韧带将前庭窗封闭。岬的后下方有一圆形小孔，称蜗窗或圆窗，在活体上由第二鼓膜封闭。

（6）后壁：为乳突壁，上部有乳突窦的入口，鼓室借此连通乳突内的乳突小房。中耳炎易侵入乳突小房而引起乳突炎。

（7）听小骨：鼓室内有 3 块听小骨（auditory ossicles），分别是锤骨

（malleus）、砧骨（incus）和镫骨（stapes）。锤骨借柄连于鼓膜，镫骨底封闭前庭窗，它们在鼓膜与前庭窗之间以关节和韧带相互连结，形成听骨链，将声波的振动转换成机械能传入内耳。

2. 咽鼓管

咽鼓管（pharyngotympanic tube）是一条连结鼓室和鼻咽部的管道，斜向前内下方。其主要功能是调节鼓室内的气压，使之与外界大气压相等，以保持鼓膜内、外压力平衡。幼儿咽鼓管较成人短而平，管径也较大，故咽部感染易经咽鼓管侵入鼓室。

3. 乳突窦和乳突小房

乳突窦（mastoid antrum）位于鼓室上隐窝的后方，是鼓室与乳突小房之间的通道。乳突小房（mastoid cells）为颞骨乳突部内的许多含气空腔，大小不等，互相连通，腔内覆盖黏膜，与乳突窦和鼓室内的黏膜相连续。

（六）内耳

内耳（internal ear）位于颞骨岩部的骨质内，介于鼓室和内耳道底之间，由骨迷路和膜迷路组成。

1. 骨迷路

在耳标本和内耳模型上观察，骨迷路（bony labyrinth）是颞骨岩部骨密质围成的不规则腔隙，分为耳蜗、前庭和骨半规管三部分。

（1）前庭（vestibule）：位于骨迷路的中部，近似椭圆形腔隙，长约5 mm。前庭的外侧壁即鼓室的内侧壁，有前庭窗和蜗窗。前庭的内侧壁即内耳道底，有前庭蜗神经通过。

（2）骨半规管（bony semicircular canals）：为3个半环形的骨管，相互垂直排列。每个骨半规管皆有两个骨脚连于前庭，其中一个骨脚膨大称壶腹骨脚，膨大部称骨壶腹；另一骨脚细小称单骨脚。因前、后骨半规管的单脚合成一个总骨脚，故3个骨半规管共有5个口连于前庭。

（3）耳蜗（cochlea）：位于前庭的前方，形如蜗牛壳，尖朝向前外侧，称蜗顶；底朝向内耳道底，称蜗底。耳蜗由蜗轴和蜗螺旋管构成。蜗轴为蜗顶至蜗底的中央骨质，呈圆锥形，由蜗轴伸出骨螺旋板。骨螺旋板的基部有蜗轴螺旋管，内藏蜗神经，蜗轴的骨松质内有蜗神经和血管穿过。

2. 膜迷路

膜迷路（membrane labyrinth）是套在骨迷路内封闭的膜性管和囊，借纤维束固定于骨迷路的壁上。膜迷路由椭圆囊和球囊、膜半规管和蜗管3部分组成。

（1）椭圆囊（utricle）和球囊（saccule）：位于骨迷路的前庭部。在椭圆囊上端的底部和前壁上有感觉上皮，称椭圆囊斑（macula utriculi）。球囊内的前上壁也有感觉上皮，称球囊斑（macula sacculi）。二者均属位觉感受器，能感受头部静止的位置及直线变速运动带来的刺激。

（2）膜半规管（semicircular ducts）：形态与骨半规管相似，套于同名骨半规管内，管径约为骨半规管的1/4～1/3。在骨壶腹内，膜半规管有相应膨大的膜壶腹，壁上有隆起的壶腹嵴（crista ampullaris），它也是位觉感受器，能感受头部旋转变速运动的刺激。

（3）蜗管（cochlea duct）：位于耳蜗内，蜗管盘绕蜗轴两圈半，其前庭端借连合管与球囊相连通，顶端终于蜗顶，为盲端，故蜗管为盲管。蜗管的基底膜上有螺旋器（spiral organ），又称Corti器，它是听觉感受器。

四、临床案例

中耳炎：小儿急性中耳炎通常表现为耳痛、易激惹、听力下降、厌食、呕吐或发热。查体时可见鼓膜隆起、浑浊，光反射衰减。诊断通常通过常规耳镜检查进行。治疗包括使用镇痛药控制疼痛，以及使用抗生素。并发症包括渗出性中耳炎、鼓膜穿孔，以及罕见的乳突炎。

五、复习思考

1. 请用所学解剖学知识解释，为什么看书久了眼睛会疲劳，停下来看远方景物后眼睛就能得到休息。

2. 为什么婴幼儿比成人更容易在感冒后诱发中耳炎？中耳炎可能波及哪些结构？

第五章 神经系统

实验一 脊髓、脊神经

一、实验目的

掌握脊髓的位置和形态,掌握脊神经的组成及各神经丛的组成、位置和主要分支分布。了解脊髓损伤和脊神经损伤的表现。

二、实验材料

1. 标本:打开椎管后壁的脊髓、离体脊髓、脊髓横切面等标本。
2. 模型:脊椎模型、脊髓节段模型、神经系统模型。
3. 影像资料:脊髓解剖视频。

三、实验内容

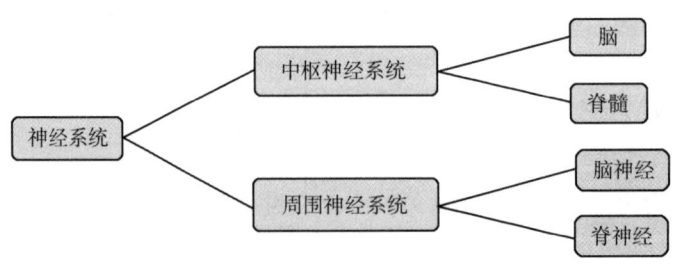

（一）脊髓

1. 位置和形态

脊髓（spinal cord）位于椎管内。脊髓上端在枕骨大孔处与延髓相连，下端变细呈圆锥状称脊髓圆锥（conus medullaris），尖端约平第1腰椎下缘（新生儿可达第3腰椎下缘）。脊髓呈前、后略扁的圆柱形，全长粗细不等，有两个梭形膨大部。上方的称颈膨大（cervical enlargement），从第4颈髓节段至第1胸髓节段。下方的称腰骶膨大（lumbosacral enlargement），从第1腰髓节段至第3骶髓节段。

脊髓表面有6条平行的纵沟。前面正中较明显的沟称前正中裂（anterior median fissure），后面正中较浅的沟为后正中沟（posterior median sulcus）。脊髓的前外侧面有1对前外侧沟（anterolateral sulcus），有脊神经前根的根丝附着；后外侧面有1对后外侧沟（posterolateral sulcus），有脊神经后根的根丝附着。此外，在颈髓和胸髓上部、后正中沟和后外侧沟之间，还有一条较浅的后中间沟（posterior intermediate sulcus）。

脊髓在外形上没有明显的节段标志，每一对脊神经前、后根的根丝所附着的一段脊髓就是一个脊髓节段。31对脊神经将脊髓分为31个节段：颈髓（C）8个节段、胸髓（T）12个节段、腰髓（L）5个节段、骶髓（S）5个节段和尾髓（Co）1个节段。

2. 内部结构

脊髓由围绕中央管的灰质（gray matter）和位于外围的白质（white matter）组成。在脊髓的横切面上，可见中央有一细小的中央管（central canal），中央管周围是呈H形的灰质，灰质的外围是白质。

在纵切面上，灰质纵贯成柱；在横切面上，有些灰质柱呈突起状，称为角。每侧的灰质，前部扩大为前角（柱），后部峡细为后角（柱）。白质借脊髓的纵沟分为3个索：前正中裂与前外侧索之间为前索（anterior funiculus），前、后外侧沟之间为外侧索（lateral funiculus），后外侧沟与后正中沟之间为后索（posterior funiculus）。

（二）脊神经

1. 概述

脊神经（spinal nerve）是连结脊髓的周围神经部分，共有 31 对。每对脊神经与一个脊髓节段相连，由前根（anterior root）和后根（posterior root）组成。前根连于脊髓前外侧沟，由运动性神经根丝构成；后根连于脊髓后外侧沟，由感觉性神经根丝构成。前根和后根在椎间孔处合成一条脊神经，脊神经后根在椎间孔处有椭圆形的膨大，称脊神经节（spinal ganglion）。

根据脊神经与脊髓的连结关系，可将其分为 5 部分，分别为颈神经（cervical nerve）8 对、胸神经（thoracic nerve）12 对、腰神经（lumbar nerve）5 对、骶神经（sacral nerve）5 对、尾神经（coccygeal nerve）1 对。脊神经含有 4 种纤维成分，分别为躯体感觉纤维、内脏感觉纤维、躯体运动纤维和内脏运动纤维。脊神经的前根和后根在椎间孔处合为脊神经后，立即分为 4 支，包括前支（anterior branch）、后支（posterior branch）、脊膜支（meningeal branch）和交通支（communicating branch）。

2. 颈丛

翻开胸锁乳突肌，可见颈丛（cervical plexus）由第 1~4 颈神经前支相互交织而成。颈丛位于胸锁乳突肌上部的深面，中斜角肌和肩胛提肌起始端的前方。颈丛的主要分支包括枕小神经（lesser occipital nerve）、耳大神经（great auricular nerve）、颈横神经（transverse nerve of neck）、锁骨上神经（supraclavicular nerve）和膈神经（phrenic nerve）。

膈神经起初在前斜角肌上端的外侧下行，继而沿该肌前面下降至其内侧，在锁骨下动、静脉之间经胸口上口进入胸腔。入胸腔后有心包膈血管与其伴行，经由肺根前方，在纵隔胸膜与心包之间下行到达膈肌，最后于中心腱附近穿入膈肌纤维中。膈神经损伤后，主要影响同侧半膈肌的功能，表现为腹式呼吸减弱或消失，严重者可有窒息感。膈神经受到刺激时，可发生呃逆。

3. 臂丛

臂丛（brachial plexus）由第 5~8 颈神经前支和第 1 胸神经前支的大部

分纤维交织汇集而成。与其他脊神经丛相比，臂丛的分支最多，分支的分布范围也十分广泛，主要分布到肩、臂、前臂及手的肌和皮肤。其分支主要包括胸长神经（long thoracic nerve）、肩胛背神经（dorsal scapular nerve）、肩胛上神经（suprascapular nerve）、肩胛下神经（subscapular nerve）、胸内侧神经（medial pectoral nerve）、胸外侧神经（lateral pectoral nerve）、胸背神经（thoracodorsal nerve）、腋神经（axillary nerve）、肌皮神经（musculocutaneous nerve）、正中神经（median nerve）、尺神经（ulnar nerve）、桡神经（radial nerve）、臂内侧皮神经（medial brachial cutaneous nerve）、前臂内侧皮神经（medial antebrachial cutaneous nerve）。

（1）正中神经：由分别发自臂丛内侧束和外侧束的内侧根和外侧根汇合而成。正中神经在前臂的分布范围较广，支配除肱桡肌、尺侧腕屈肌和指深屈肌尺侧半以外的所有前臂屈肌和旋前肌。正中神经在手部的分布：运动纤维支配第1、2蚓状肌和鱼际肌（拇收肌除外）；感觉纤维则分布于桡侧半手掌、桡侧三个半手指掌面皮肤及其中节和远节指背皮肤。

（2）尺神经：自臂丛内侧束发出后，伴肱动脉下行，向下经肘关节后方尺神经沟下行，渐至前臂前面，伴尺动脉走行，在腕部经豌豆骨的外侧到达手掌。尺神经在前臂发出分支支配尺侧腕屈肌和指深屈肌尺侧半，入手掌发出分支支配小鱼际肌，拇收肌，第3、4蚓状肌和骨间肌等。皮支分布于手掌尺侧1/3区及尺侧1个半手指的皮肤，以及手背面尺侧1/2及尺侧2个半指的皮肤（第3、4指相邻侧只分布于近节）。

（3）桡神经：自臂丛后束发出，其主干行于肱骨后面，紧贴桡神经沟走向外下，在肱骨外上髁前方分为深、浅2支。深支穿旋后肌至前臂的后面，支配前臂后群肌；浅支伴桡动脉下行至前臂远端背面，分布于手背桡侧。

4. 胸神经前支

胸神经前支共有12对，第1~11对均位于相应的肋间隙中，称为肋间神经（intercostal nerve），第12对胸神经前支位于第12肋的下方，故名肋下神经（subcostal nerve）。胸神经前支在胸、腹壁皮肤的分布具有明显的节段性特征，其分布依胸神经从小到大的序数，由上向下按顺序依次排列。胸神经前支的节段性分布对于临床诊断有一定的意义，因为某些疾病或损伤可能导致特定节段的神经功能障碍，从而影响相应区域的皮肤感觉和肌肉功能。

5. 腰丛

腰丛（lumbar plexus）由第12胸神经前支的一部分、第1~3腰神经前支及第4腰神经前支的一部分组成。腰丛位于腰大肌深面、腰椎横突的前方。腰丛的分支包括髂腹下神经（iliohypogastric nerve）、髂腹股沟神经（ilioinguinal nerve）、股外侧皮神经（lateral femoral cutaneous nerve）、股神经（femoral nerve）、闭孔神经（obturator nerve）和生殖股神经（genitofemoral nerve）。

股神经是腰丛发出的最大分支。它自腰大肌外侧缘发出后，在腰大肌与髂肌之间下行到达腹股沟区，随后在腹股沟韧带中点稍外侧从深面穿经该韧带，于股动脉的外侧进入大腿的股三角区，分支支配大腿前群肌和大腿前面的皮肤。股神经的皮支中最长的是隐神经，与大隐静脉伴行。

6. 骶丛

骶丛（sacral plexus）由来自腰丛的腰骶干和所有骶、尾神经前支组成。骶丛的分支包括臀上神经（superior gluteal nerve）、臀下神经（inferior gluteal nerve）、股后皮神经（posterior femoral cutaneous nerve）、阴部神经（pudendal nerve）和坐骨神经（sciatic nerve）。

坐骨神经是全身最粗大、行程最长的神经。坐骨神经从骶丛发出后，经梨状肌下孔出盆腔至臀大肌深面，在坐骨结节与大转子连线的中点深面下行到达股后区，继而行于股二头肌长头的深面。一般在腘窝上方分为胫神经（tibial nerve）和腓总神经（common peroneal nerve）两大终支。

四、临床案例

某外伤病人左下肢不能随意运动（痉挛性瘫痪），腱反射亢进，本体感觉和精细触觉丧失，右侧脐平面以下半身的皮肤痛温觉丧失（脐平面受第10胸神经支配）。诊断为椎骨骨折合并脊髓损伤。试分析：脊髓损伤部位（节段）是哪里？哪一个椎骨骨折？损伤了哪些传导束？

五、复习思考

1. 脊髓的位置及外形如何？
2. 试述手的皮肤感觉神经分布。

实验二　脑、脑神经

一、实验目的

掌握脑干的位置、外形和内部结构，小脑、间脑的位置、外形和内部结构，大脑半球的主要沟回、分叶。掌握脑神经的名称、脑神经的分支和支配。了解脑神经损伤的表现。

二、实验材料

1. 标本：全脑、脑干标本，脑的正中矢状切面标本等。
2. 模型：脑模型、脑干放大模型、脑室模型等。
3. 影像资料：脑和脑神经解剖视频。

三、实验内容

（一）脑

脑位于颅腔内，是中枢神经系统的最高级部位。一般将脑分为 6 部分：端脑、间脑、小脑、中脑、脑桥和延髓。

1. 脑干

在脑干模型上观察，脑干（brain stem）自下而上由延髓、脑桥和中脑 3 部分组成。

(1) 延髓（medulla oblongata）：形似倒置的圆锥体，下端与脊髓相续，上端借横行的延髓脑桥沟与脑桥为界。腹侧面的正中有前正中裂，其两侧的纵行隆起为锥体，由大脑皮质发出的下行锥体束纤维构成。

(2) 脑桥（pons）：腹侧面宽阔隆起，称脑桥基底部，主要由大量的横行纤维和部分纵行纤维构成。其正中线上的纵行浅沟称基底沟，容纳基底动脉。背侧面形成菱形窝的上半部，此处窝的外上界为左右小脑上脚。

(3) 中脑（midbrain）：上界为间脑的视束，下界为脑桥上缘。两侧各有一粗大的纵行柱状隆起，称大脑脚。背侧面为四叠体，由上、下两对圆形的隆起构成，分别称上丘和下丘，其深面分别含有上丘灰质和下丘核，是视觉和听觉反射中枢。

(4) 菱形窝（rhomboid fossa）：是延髓上部和脑桥的背侧面，呈菱形，由延髓上部和脑桥内的中央管于后壁中线处向后敞开而形成。因构成第四脑室的底部，又称第四脑室底。

(5) 第四脑室（fourth ventricle）：位于延髓、脑桥和小脑之间，呈四菱锥形，内含脑脊液。其底为菱形窝，两侧角为外侧隐窝，顶向后上朝向小脑蚓。第四脑室向上经中脑导水管与第三脑室相连，向下续为延髓的下部和脊髓的中央管，并借脉络组织上的3个孔与蛛网膜下隙相通。

2. 小脑

在脑模型和脑的正中矢状切面标本上观察，小脑（cerebellum）位于颅后窝，借其上、中、下三对小脑脚连于脑干的背面，其上方借大脑横裂和小脑幕与大脑分隔。

小脑两侧的膨大部为小脑半球（cerebellar hemispheres），中间的狭窄部为小脑蚓（vermis）。小脑上面较平坦，其前、后缘凹陷，称小脑前、后切迹；下面膨隆，在大脑半球下面的前内侧，各有一突出部，称小脑扁桃体。

小脑根据其表面的沟和裂分为3个主叶：绒球小结叶（又称原小脑、前庭小脑）、前叶（又称旧小脑、脊髓小脑）和后叶（又称新小脑、大脑小脑）。

3. 间脑

在脑模型和脑的正中矢状切面标本上观察，间脑（diencephalon）位于中脑和端脑之间，连结大脑半球和中脑。间脑包括背侧丘脑（dorsal thalamus）、后丘脑（metathalamus）、上丘脑（epithalamus）、底丘脑（subthalamus）和下丘脑（hypothalamus）等5个部分。两侧间脑之间有一矢状位的窄腔，为第三脑室（third ventricle）。

4. 端脑

在完整脑标本和模型上观察，端脑（telencephalon）是脑的最高级部位，由左、右大脑半球（cerebral hemispheres）和半球间连合及其内腔构成。大脑半球表面的灰质层称大脑皮质（cerebral cortex），深部的白质称髓质，埋在大脑髓质内的灰质核团称基底核（basal nuclei），大脑半球内的腔隙称侧脑室（lateral ventricle）。

左、右大脑半球之间纵行的裂隙为大脑纵裂，纵裂的底面有连结左、右大脑半球的宽厚纤维束板，即胼胝体（corpus callosum）。半球内有3条恒定的沟（外侧沟、中央沟和顶枕沟），将每侧大脑半球分为5叶，分别为额叶（frontal lobe）、顶叶（parietal lobe）、颞叶（temporal lobe）、枕叶（occipital lobe）和岛叶（insular lobe）。

（二）脑神经

分别在不同的标本和模型上观察12对脑神经（表5-1），同时配合颅底内面观标本观察脑神经出入颅的部位。

表5-1 脑神经简表

顺序及名称	进出颅腔的部位	成分	分布	损伤症状
Ⅰ嗅神经	筛孔	特殊内脏感觉	鼻腔嗅黏膜	嗅觉障碍
Ⅱ视神经	视神经管	特殊躯体感觉	眼球视网膜	视觉障碍
Ⅲ动眼神经	眶上裂	一般躯体运动	上、下、内直肌，下斜肌，上睑提肌	眼外斜视、上睑下垂
		一般内脏运动	瞳孔括约肌，睫状肌	对光及调节反射消失

表5-1(续)

顺序及名称	进出颅腔的部位	成分	分布	损伤症状
Ⅳ 滑车神经	眶上裂	一般躯体运动	上斜肌	眼不能外下斜视
Ⅴ 三叉神经	眼神经经眶上裂 上颌神经经圆孔 下颌神经经卵圆孔	一般躯体感觉	头面部皮肤、口腔、鼻腔黏膜、牙及牙龈、眼球、硬脑膜	头面部感觉障碍
		特殊内脏运动	咀嚼肌、二腹肌前腹、下颌舌骨肌、鼓膜张肌和腭帆张肌	咀嚼肌瘫痪
Ⅵ 展神经	眶上裂	一般躯体运动	外直肌	眼内斜视
Ⅶ 面神经	内耳门—茎乳孔	一般躯体感觉	耳部皮肤	感觉障碍
		特殊内脏运动	面肌、颈阔肌、茎突舌骨肌、二腹肌后腹、镫骨肌	额纹消失、眼不能闭合、口角歪向健侧、鼻唇沟变浅
		一般内脏运动	泪腺、下颌下腺、舌下腺及鼻腔和腭部腺体	分泌障碍
		特殊躯体感觉	舌前2/3味蕾	舌前2/3味觉障碍
Ⅷ 前庭蜗神经	内耳门	特殊躯体感觉	半规管壶腹嵴、球囊斑和椭圆囊斑	眩晕、眼球震颤等
			耳蜗螺旋器	听力障碍

表5-1(续)

顺序及名称	进出颅腔的部位	成分	分布	损伤症状
Ⅸ 舌咽神经	颈静脉孔	特殊内脏运动	茎突咽肌	
		一般内脏运动	腮腺	分泌障碍
		一般内脏感觉	咽、鼓室、咽鼓管、软腭、舌后1/3黏膜、颈动脉窦、颈动脉小球	咽和舌后1/3感觉障碍、咽反射消失
		特殊内脏感觉	舌后1/3味蕾	舌后1/3味觉丧失
		一般躯体感觉	耳后皮肤	分布区感觉障碍
Ⅹ 迷走神经	颈静脉孔	一般内脏运动	颈、胸、腹内脏平滑肌、心肌，腺体	心动过速、内脏活动障碍
		特殊内脏运动	咽喉肌	发声困难、声音嘶哑、吞咽障碍
		一般内脏感觉	颈、胸、腹腔脏器，咽喉黏膜	分布区感觉障碍
		一般躯体感觉	硬脑膜、耳郭及外耳道皮肤	分布区感觉障碍
Ⅺ副神经	颈静脉孔	特殊内脏运动	咽喉肌	咽喉肌功能障碍
			胸锁乳突肌、斜方肌	一侧胸锁乳突肌瘫痪，面无力转向对侧；斜方肌瘫痪，肩下垂，提肩无力
Ⅻ 舌下神经	舌下神经管	一般躯体运动	舌内肌和部分舌外肌	舌肌瘫痪、萎缩，伸舌时舌尖偏向患侧

脑神经是与脑相连的周围神经，共 12 对。按脑神经与脑相连部位的先后顺序，用罗马数字作为其序号依次描述为：Ⅰ 嗅神经（olfactory nerve）、Ⅱ 视神经（optic nerve）、Ⅲ 动眼神经（oculomotor nerve）、Ⅳ 滑车神经（trochlear nerve）、Ⅴ 三叉神经（trigeminal nerve）、Ⅵ 展神经（abducen nerve）、Ⅶ 面神经（facial nerve）、Ⅷ 前庭蜗神经（vestibulocochlear nerve）、Ⅸ 舌咽神经（glossopharyngeal nerve）、Ⅹ 迷走神经（vagus nerve）、Ⅺ 副神经（accessory nerve）和 Ⅻ 舌下神经（hypoglossal nerve）。其中，第 Ⅰ 对与端脑相连，第 Ⅱ 对与间脑相连，第 Ⅲ - Ⅳ 对与中脑相连，第 Ⅴ - Ⅷ 对与脑桥相连，第 Ⅸ - Ⅻ 对连于延髓。

四、临床案例

患者，女，36 岁，前一天晚上冷风吹过后，次日清晨感觉右侧面部麻木发胀。起床洗脸时发现面部歪斜，右眼不能闭合，食物滞留于右侧颊齿之间，右侧流涎。检查发现：神志清楚，右侧额纹消失，右鼻唇沟变浅，右眼睑和右口角下垂。诊断：面神经受损。

五、复习思考

1. 简述脑干的组成和外形。
2. 简述大脑的外形及内部结构。

实验三　内脏神经

一、实验目的

掌握交感神经和副交感神经的分布。

二、实验材料

1. 标本：显示内脏神经的完整标本。
2. 模型：全身主要内脏神经模型、交感干模型。
3. 影像资料：内脏神经解剖视频。

三、实验内容

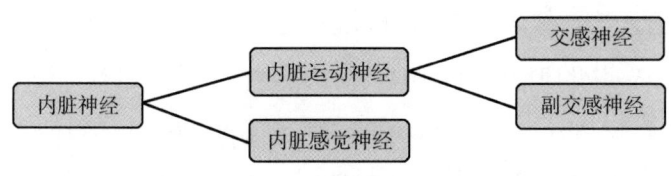

（一）交感神经

1. 中枢部

在内脏神经模型上观察，交感神经的低级中枢位于脊髓 $T_1 \sim L_3$ 节段的灰质侧柱的中间外侧核。

2. 周围部

交感神经的周围部包括交感干、交感神经节，以及由节发出的分支和交感神经丛等。交感神经节依其所在的位置可分为椎旁神经节（paravertebral ganglia）和椎前神经节（prevertebral ganglia）。

椎旁神经节：由交感神经低级中枢发出的一部分节前纤维经脊神经前根和前支止于脊柱两旁的交感神经节，即椎旁神经节。椎旁神经节借节间支连成左、右两条交感干。交感干沿脊柱两侧走行，上起颅底，下至尾骨，于尾骨的前面两干合并。因此，椎旁神经节又称交感干神经节。交感干可分为颈部、胸部、腰部、骶部和尾部，每侧有12~24个交感干神经节。

椎前神经节：位于脊柱前方，攀附于同名动脉分支的起始处附近，呈不规则的结节状团块,包括腹腔神经节、主动脉肾神经节、肠系膜上神经节、肠系膜下神经节等。

（二）副交感神经

副交感神经分为颅部和骶部。颅部副交感神经的节前纤维,分别随第3、7、9、10对脑神经走行。观察上述4对脑神经标本。骶部副交感神经的节前纤维随骶神经前支出骶前孔组成盆内脏神经,参与盆丛。

（三）内脏神经丛

交感神经、副交感神经和内脏感觉神经在到达所支配的脏器的行程中,常互相交织共同构成内脏神经丛（自主神经丛或植物神经丛）。内脏神经丛包括心丛（cardiac plexus）、肺丛（pulmonary plexus）、腹腔丛（celiac plexus）、腹主动脉丛（abdominal aortic plexus）和腹下丛（hypogastric plexus）。

四、临床案例

患者,男性,56岁,因长期从事重体力劳动,出现腰部疼痛并逐渐加重,伴下肢麻木和排汗异常,初步诊断为腰椎间盘突出症。但经过保守治疗后症状未见明显改善,随后出现血压波动、瞳孔异常及皮肤干燥等症状,最终被诊断为交感神经受损。

五、复习思考

1. 什么是交感干、椎旁神经节?
2. 交感神经和副交感神经有哪些区别?

实验四 脑和脊髓的被膜、脑室和脑脊液、脑的血管

一、实验目的

学习脑和脊髓被膜的层次名称，脑室的名称、位置，脑脊液的循环途径，大脑动脉的位置、组成。

二、实验材料

1. 标本：开颅显示脑、脊髓被膜的标本，游离脑血管标本。
2. 模型：脑血管模型。
3. 影像资料：脑和脊髓的被膜、脑室和脑脊液、脑的血管解剖视频。

三、实验内容

（一）脑和脊髓的被膜

脑和脊髓的表面包有3层被膜，由外向内依次为硬膜、蛛网膜和软膜，具有支持、保护脑和脊髓的作用。

取已开颅的标本观察脑膜和脊髓被膜。

1. 硬膜

（1）硬脑膜（cerebral dura mater）：贴附在颅骨内面，有一层较厚且坚韧而致密的膜，即为硬脑膜。此膜外面粗糙，内面光滑。在颞部撕开硬脑膜对着光亮处观察，可见脑膜中动脉的分支。硬脑膜在相当于矢状缝处有一形如镰刀状向下垂的皱襞，称大脑镰（cerebral falx），伸入大脑纵裂中；在相当于横窦沟处的硬脑膜伸入大、小脑之间，称小脑幕（tentorium of cerebellum）。硬脑膜在某些部位两层分开，其内面衬以内皮细胞，内含静脉血，形成硬脑膜窦（sinuses of dura mater）。主要有：上矢状窦（superior sagittal sinus），位于大脑镰的上缘；直窦（straight sinus），位于大脑镰与小脑幕连结处；横窦（transverse sinus），位于颅骨横窦沟内；乙状窦（sigmoid sinus），位于乙状窦沟内。

（2）硬脊膜（spinal dura mater）：硬脊膜是脊髓最外面的一层被膜，上端附于枕骨大孔的边缘，与硬脑膜相续；下端在第2骶椎水平以下变细，包裹终丝，附于尾骨。硬脊膜与椎管内面骨膜之间的腔隙称硬膜外隙（epidural space）。

2. 蛛网膜

蛛网膜（arachnoid membrane）位于硬膜的深面，是一层透明的薄膜，跨越脑和脊髓的沟裂。在上矢状窦两旁，蛛网膜部分向上矢状窦突入，形成蛛网膜粒。蛛网膜与软膜间的空隙称蛛网膜下隙（subarachnoid space）。此腔在脊髓末端与第2骶椎水平之间的一段称终池。

3. 软膜

软膜紧贴于脑和脊髓表面，并伸入沟裂之间，分别称软脑膜（cerebral pia mater）和软脊膜（spinal pia mater）。软脑膜还参与构成脉络丛，在侧脑室、第三脑室和第四脑室等处可见脉络丛。

（二）脑室和脑脊液

1. 脑室

脑室为脑内的腔隙，包括侧脑室、第三脑室和第四脑室。

侧脑室位于大脑半球内，左、右各一，分为4部分；中央部在顶叶内，前角伸入额叶内，后角伸入枕叶内，下角伸入颞叶。第三脑室为两侧背侧丘脑和下丘脑之间的裂隙。第四脑室位于脑桥、延髓与小脑之间。

2. 脑脊液

脑脊液（crebral spinal fluid）主要由脑室脉络丛产生，少量由室管膜上皮和毛细血管产生。

侧脑室脉络丛产生的脑脊液经室间孔流入第三脑室，与第三脑室脉络丛产生的脑脊液一起，经中脑水管流入第四脑室，再与第四脑室脉络丛产生的脑脊液一起，经第四脑室正中孔和两个外侧孔流入脑和脊髓周围的蛛网膜下隙。然后脑脊液沿此隙流向大脑背面的蛛网膜下隙，经蛛网膜粒渗透到硬脑膜窦内（主要是上矢状窦），回流入血液中。

（三）脑的血管

1. 脑的动脉

脑的动脉来源于椎动脉和颈内动脉。在脑的底面标本或脑模型上观察。

（1）椎动脉：在脑桥基底沟内，左、右椎动脉合成一条基底动脉，在脑桥上缘发出左、右大脑后动脉，分布于枕叶和颞叶。

（2）颈内动脉：经颈动脉管进入颅腔，在视交叉外侧分为大脑前动脉和大脑中动脉。轻轻分开大脑额叶处的大脑纵裂，可见大脑前动脉行于其内，并可见连于两者之间的小动脉，为前交通动脉。大脑中动脉行于大脑外侧沟。在颈内动脉与大脑后动脉之间有后交通动脉。

大脑后动脉、后交通动脉、颈内动脉、大脑前动脉、前交通动脉在脑底共同围成环状，故称大脑动脉环。

2. 脑的静脉

脑的静脉分为浅、深 2 种。浅静脉位于脑的表面，收集皮质及皮质下白质的静脉血；深静脉收集大脑深部的静脉血，两种静脉均注入附近的硬脑膜窦。

四、临床案例

患者，男，12 岁，患流行性脑脊髓膜炎，软脑膜与蛛网膜下隙有化脓性炎症。若口服磺胺类药物进行治疗，磺胺类药物自小肠吸收入血，最后到达脑室和蛛网膜下隙而发挥作用。试依次写出药物从入口到输送至病变部位经过哪些器官、结构。

五、复习思考

1. 脑和脊髓的被膜由外向内依次是什么？
2. 试述脑脊液的产生过程及其循环途径。

第六章 创新性实验技术

第一节 人体3D实验室——三维建模技术与虚拟现实解剖技术

人体3D实验室是医学教育领域的一项创新,它通过逼真的3D模型和沉浸式体验,使学生能更加深入地了解人体结构和功能,提高学习效果。在人体3D实验室中,学生可以模拟进行解剖操作、手术练习等临床实践,提高临床技能和操作能力。人体3D实验室提供了丰富的交互功能,用户可以通过操作设备旋转、放大、缩小人体模型,深入了解人体结构。相比传统的实体解剖,人体3D实验室提供了一个无风险的学习环境,让学生可以在不损害真实标本的情况下学习和实践。除了三维模型外,人体3D实验室还拥有丰富的教学资源,如多媒体内容、案例研究和互动教学工具,帮助用户进一步加深对解剖学知识的理解。人体3D实验室将继续引领医学教育的未来方向,通过不断的技术创新和应用拓展,为医学学生提供更加灵活、深入的学习方式。随着技术的不断发展,未来的人体3D实验室将更智能化和个性化,能根据用户需求和兴趣提供定制化的学习方案。总之,人体3D实验室是医学教育领域的一项重要创新。它运用先进的技术手段为用户提供了一个全新的、沉浸式的学习体验,对于提高医学教育的质量和效果具有重要意义。

通常来说,人体3D实验室是三维建模技术和虚拟现实技术的结合体。三维重建技术呈现出高度逼真的人体结构模型,使学习者和研究者能全方位、多角度地观察人体结构;虚拟现实技术则为学生提供沉浸式的体验,让用户仿佛置身于真实的人体内部,更加直观地理解人体结构和功能。二者相辅相成。虚拟解剖技术通过数字成像技术和计算机技术，获取并重建人体或器官的三维立体图像，这些图像就是三维模型的一种表现形式。而三维模型作为虚拟解剖技术的重要输出，为医学专业人员提供了直观、全面的解剖结构信息，使他们能在虚拟环境中进行手术模拟、手术训练等操作，从而提高手术成功率、降低手术风险。总的来说，虚拟解剖技术与三维模型是现代医学、教育和科研领域的重要工具，它们的应用不仅提高了医学教育的效率和质量，也为医学研究和临床实践提供了有力的支持。

一、三维模型重建

在解剖学领域，三维模型重建技术给教学、诊断及手术规划等带来了极大的便利。在虚拟解剖中，三维模型通常用于表示人体或器官，这些模型可通过磁共振成像（magnetic resonance imaging，MRI）、计算机断层扫描（computed tomography，CT）和超声成像（ultrasound，US）等医学影像学技术获取的数据来构建。通常包括图像获取、图像预处理、图像分割和三维重建等步骤。图像预处理中，由于医学图像可能包含噪声，需设计空间域或频域滤波器来抑制噪声。图像分割的目的是分离感兴趣的区域，以便在构建三维模型时分别对不同区域进行重建。

三维重建的方法包括面绘制和体绘制。其中面绘制应用较多的是移动立方体法及其改进算法。该方法侧重于从二维图像中提取表面信息，并构建三维模型。体绘制是将三维空间的离散数据直接转换为二维图像，而无需生成中间几何图元。这种方法能提供更丰富的三维信息。常见的三维重建技术有：多平面重建（multiplanar reconstruction，MPR），即用 XYZ 三个平面在任一点切割物体得到三个切面，$X/Y/Z$ 三个轴可以任意旋转；最大密度投影（maximal intensity projection，MIP），即将一定厚度中最大 CT 值的体素投影到背景平面上，常用于显示强化密度高的血管和/或器官；表面阴影遮盖（surface shaded display，SSD），适用于显示 CT 值与其他结构相差较大的组织结构成像，如骨骼病变或结肠 CT 重建。

三维重建技术通过清晰直观的三维模型，帮助学生更好地理解人体结构，提高教学效果。例如，使用三维重建软件 Mimicsl 3.0 对 CT 影像进行重建，并应用于医学影像专业的解剖学理论教学中，能显著提高学生的学习成绩。此外，该技术还能为医生提供更准确、更全面的病情信息，辅助医生进行手术规划和模拟仿真。随着计算机视觉和深度学习技术的发展，基于单帧图像的人体三维重建技术成为研究热点。这种方法仅使用一张图像，通过深度学习等方法来估计图像中的人体三维几何信息，具有更高的效率和准确度。总之，解剖学中的三维模型重建技术给医学领域带来了革命性的变化，不仅提高了教学和诊断的效率，还为手术规划等提供了重要的技术支持。

二、人体解剖中的虚拟现实技术

人体解剖中的虚拟现实技术是一项前沿且引人瞩目的技术，它通过先进的数字成像和计算机技术，给医学教育和临床实践带来了前所未有的革命性变化。首先，利用高精度的 CT 和 MRI 等设备，捕捉人体或尸体体表及体内器官、组织的详细二维图像数据。这些图像数据经过精确的处理和分析，随后被输入到计算机中进行三维重建。重建后的三维立体图像能精确地模拟人体或器官解剖学的真实结构，为用户提供一个高度逼真的虚拟环境。

在医学教育领域，虚拟现实技术以其直观性和互动性受到了广泛的欢迎。学生佩戴虚拟现实头显，沉浸在虚拟的人体解剖环境中，可以直观地观察各个器官、组织的位置、形状及相互关系。此外，学生还可以通过手势操作或触摸屏等方式与虚拟模型进行交互，深入了解人体解剖结构和生理功能。这种学习方式极大地提高了学生的学习兴趣和参与度，增强了他们的学习效果和理解深度。在手术计划中，虚拟现实技术也发挥重要作用。医生可以利用虚拟环境中的人体组织、器官信息，制订精确的手术计划。通过模拟手术过程，医生可以预测可能出现的问题并提前制订解决方案，从而降低手术风险。此外，虚拟现实技术还能模拟不同的手术方法和器械，帮助医生选择最适合患者的手术方案。虚拟现实技术还为医学专业学生提供了手术模拟训练的机会。在虚拟环境中，学生可以进行各种手术操作的模拟训练，熟悉手术步骤和技巧。这种训练方式不仅能提高学生的手术技能，还能帮助他们积累宝贵的实践经验。同时，由于虚拟环境中的手术操作是安全、无风险的，因此可以降低医疗事故的发生率。在实际手术过程中，虚拟现实技术还可以作为手术导航工具使用。通过实时显示手术部位的三维图像，医生可以更加准确地定位病变组织，并规划出最佳的手术路径。这种导航方式提高了手术的精确度和安全性，减少了手术过程中的风险和并发症发生率。

虚拟现实技术以三维立体的形式展示人体解剖结构，使用户能直观地了解人体内部的复杂结构。与传统的平面图像相比，这种立体图像更具真实感和立体感，有助于用户更好地理解和记忆相关知识。用户可以通过触摸屏、手势操作或VR头显等多种方式与虚拟环境交互。这种交互方式增加了用户的参与感和体验感，使学习过程更加生动和有趣。用户只需一台连接互联网的计算机和虚拟现实设备，就可以随时随地进行学习或训练。这种灵活性提高了学习效率和效果。

此外，在虚拟环境中进行手术模拟训练可以避免对真实患者造成潜在伤害。医生可以在没有风险的情况下进行手术操作训练，积累实践经验并改进手术技能。这种训练方式不仅降低了医疗事故的风险，还提高了医生的自信心和专业素养。

总之，人体解剖中的虚拟现实技术以其独特的技术原理、广泛的应用领域和显著的优势给医学教育和临床实践带来了革命性的变化。随着技术的不断发展和完善，相信未来虚拟现实技术将在医学领域发挥更加重要的作用。

第二节　影像解剖技术的应用概述

在人体解剖研究中，影像学发挥着至关重要的作用，为研究人员提供了全面、准确且非侵入性的人体结构信息。传统的解剖学教学主要依靠尸体解剖和实体模型，但这些方法存在诸多局限。借助影像学技术，解剖学教育可以更便捷地进行，避免了传统的解剖学实验中的切割操作。学生可以通过计算机或其他设备随时随地学习解剖学，通过三维重建图像观察和了解人体结构。例如，利用断层扫描技术，研究人员可以观察到骨骼和关节在运动中的变化，从而深入了解人体的生理功能。临床医生也经常利用影像学技术来确定病人的疾病状况，并选择最佳治疗方案。例如，MRI 扫描可以观察到不同器官的病变（如肿瘤、损伤等），这些信息对准确诊断和制订个性化的治疗计划至关重要。

不同的影像学技术各具优势。CT 扫描在呈现骨骼和硬组织方面表现出色，MRI 则对软组织有更高的分辨率，而超声技术则以其无创、无辐射的特点在动态观察中占据一席之地。在骨骼系统研究中，影像学技术能展示骨骼的内部结构、发育情况和关节运动范围。在呼吸系统研究中，CT 扫描能帮助医生了解肺的形态和结构，辅助呼吸系统疾病的诊断和治疗。总之，影像学在人体解剖研究中扮演着不可或缺的角色，通过提供全面、准确且非侵入性的人体结构信息，支持临床诊断和治疗，推动新发现，促进教育的创新和发展，为医学科学的发展作出了重要贡献。

第三节　X 射线技术在人体解剖学研究中的应用

X 射线技术在人体解剖学研究中的应用广泛而深入，它极大地推动了医学领域对人体内部结构的理解和诊断技术的发展。在基础研究中，X 射线技术可以辅助观察人体内部各组织和器官的基本结构与形态，为人体解剖学研究提供直观的基础数据。在疾病诊断方面，X 射线技术被广泛应用于肿瘤、骨折等疾病的诊断。例如，胸腹部平片可用于观察肺部、心脏、肝脏等内脏器官的形态和位置，为疾病的诊断提供依据。此外，X 射线摄影技术为医学科研提供了丰富的数据支持，有助于研究人员深入了解人体解剖结构和疾病发生机制。

需要注意的是，虽然 X 射线在牙病诊断中具有重要的应用价值，但它也具有一定的辐射性。因此，在使用时应采取必要的防护措施，并尽量减少不必要的曝光次数。对于孕妇和儿童等特殊人群，应谨慎使用 X 射线检查。

一、X射线诊断技术

X射线具有穿透性,能够穿透人体不同密度和厚度的组织,而组织对X射线的吸收程度不同,因此X射线胶片或数字探测器上会形成不同密度的阴影。医生通过对比这些阴影,可以判断人体内部结构正常与否。

X射线常见的临床应用包括牙齿X射线、胸部X射线、腹部X射线以及特定位置骨骼X射线等。在临床X光片上,牙釉质、牙本质和牙髓腔等结构对放射线的穿透能力不同,可以清晰地显示牙齿结构,为口腔科医生提供直观、准确的诊断依据。此外,内衬牙槽骨的硬骨板通常表现为一条厚0.5~1 mm的连续的致密白线(如图6-1)。X射线可用于检查牙周病变,如牙周炎、牙龈炎等,通过显示牙槽骨的吸收范围和破坏程度,帮助医生评估疾病的严重程度。

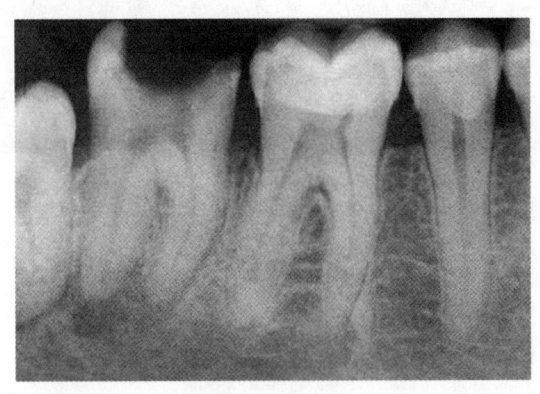

图6-1 牙齿和周围骨骼的咬合翼片

(资料来源:第41版 *Gray's Anatomy* 图31.36)

胸部X射线(如图6-2)主要用于诊断肺部疾病,是诊断肺癌的重要方法之一。通过X射线胸片医生能够发现肺部肿块或结节,并观察其大小、形态和位置,为肺癌的诊断提供重要依据。此外,X线胸片检查也是诊断肺炎的重要方法之一。它能够帮助医生确定肺部炎症的部位和范围,以及是否有胸腔积液等,对肺炎的诊断和治疗具有非常重要的价值。腹部平片是X射线检查中最常用的方式之一,尤其在急腹症的检查中。通过X

射线透视可观察膈肌运动和胃肠运动情况，清晰显示腹腔内脏器的形态和位置，帮助医生判断是否有占位性病变、消化道穿孔、胃肠道梗阻等。同时，它还可以帮助医生观察消化道异物、泌尿系结石及节育器等。骨骼X射线主要用于诊断骨折、关节脱位等骨骼系统疾病。

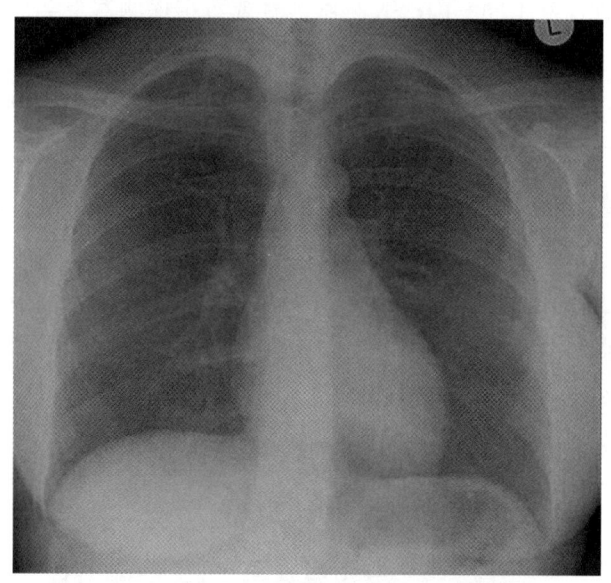

图6-2　成年女性胸部的后前位X光片

（资料来源：第41版 *Gray's Anatomy* 图56.16）

二、计算机断层扫描（CT）技术

简单来说，CT技术结合了X射线和计算机技术，它通过多个角度的X射线扫描，利用计算机算法重建人体内部的三维图像。具体来看，CT机配有X射线发射器，当患者躺在扫描床上时，X射线发射器会围绕患者身体旋转。X射线穿过患者身体时，不同组织的密度和厚度会对X射线产生不同程度的吸收（例如，骨骼对X射线的吸收比软组织多，而空气对X射线的吸收则很少）。在X射线发射器的对面，设置有探测器，用于记录X射线穿过患者身体后的剩余强度。计算机将接收到的信号转换成数字信号并存储，这些数字信号代表了不同组织对X射线的吸收情况。随后，通过重建算法（如滤波和反投影算法）对接收到的数据进行处理，计算不同方向上的 X 射线吸收情况，生成身体内部的横断面图像（断层图像）。

与 X 射线图像的黑白影像相似，CT 图像以不同灰度反映器官和组织对 X 射线的吸收程度。黑影表示低吸收区，即低密度区，如肺部；白影表示高吸收区，即高密度区，如骨骼。但是与 X 射线图像相比，CT 图像具有高密度分辨力，能够更清晰地显示软组织和骨骼结构，为解剖学研究提供高质量的数据基础。

CT 扫描可以观察脑部、心脏、肺部等重要器官的形态和位置信息，为研究器官发育、功能等提供依据。通过连续扫描，还能观察器官在不同时间点的运动变化，为研究人体运动学提供重要数据。CT 扫描提供了更为详细和精确的人体内部结构信息，对于诊断脑部、胸部、腹部等部位的疾病具有重要意义。医生可以利用这些图像来检测病变、评估组织结构并进行诊断。如图 6-3 所示，患者轴位 CT 图像显示，颅内基底蝶窦和大脑半球间裂隙的蛛网膜下腔出现异常高衰减，暗示急性蛛网膜下腔出血，随后证实这是由前交通动脉上的动脉瘤破裂所致。

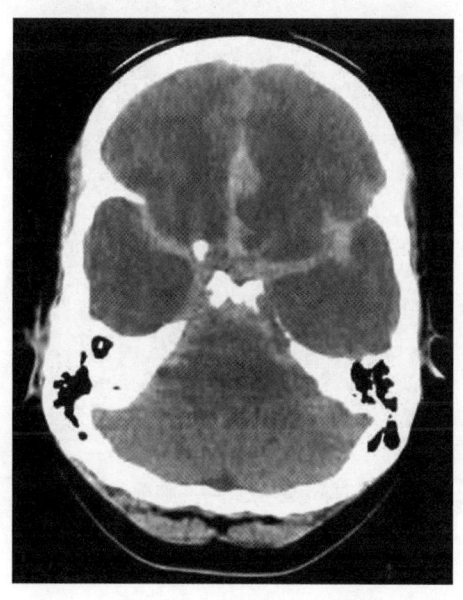

图 6-3　后床突的轴位 CT 图像

（资料来源：第 41 版 *Gray's Anatomy* 图 19.9）

三、X射线造影技术

X射线造影技术通过引入造影剂（如钡剂、碘剂等），使特定部位在X射线下呈现更高的对比度，从而更清晰地显示该部位的解剖结构。

常见临床应用有上消化道造影和子宫输卵管造影等。其中，上消化道造影用于诊断胃溃疡、胃肿瘤等疾病（图6-4）。造影图像会显示被造影剂填充的器官或结构，胃和十二指肠会呈现明显的白色轮廓。子宫输卵管造影则用于评估输卵管的通畅性和子宫的形态。此外，在静脉造影剂增强作用下，CT可以提供出色的纵隔成像，更易区分正常解剖结构与病理性淋巴结和肿瘤（图6-5）。

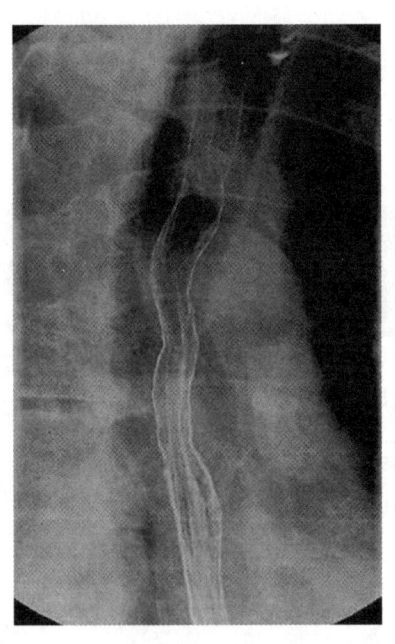

图6-4 钡餐造影检查——胸部斜位X光片

（资料来源：第41版 Gray's Anatomy 图56.18）

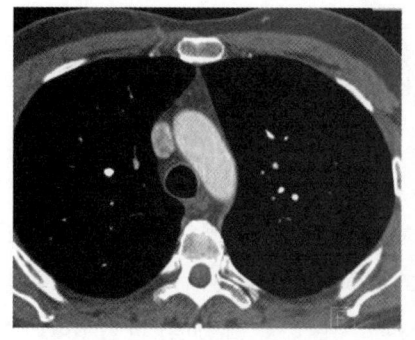
（a）T4 水平位

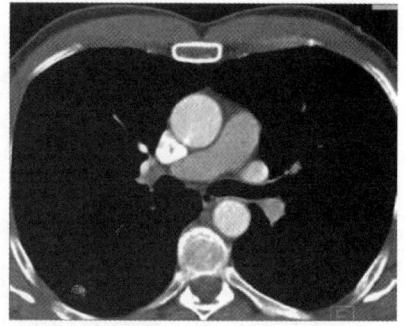
（b）T6 水平位

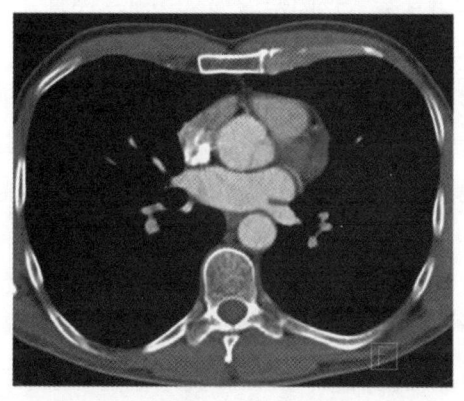
（c）T7 水平位

图 6-5　胸部轴位 CT 切面图

（资料来源：第 41 版 *Gray's Anatomy* 图 56.19）

四、数字 X 线摄影系统（digital radiography，DR）

DR 技术通过平板探测器直接接收 X 射线，并将 X 射线信号转换为数字信号，从而快速生成高质量的 X 射线图像。DR 技术提高了 X 射线检查的效率和图像质量，被广泛应用于各种医学检查中。DR 生成的图像虽与传统 X 射线胶片类似，但数字格式的优势使其能进行更多的后期处理和分析。

总之，X 线技术在人体解剖学研究中发挥了重要作用，通过不同的应用方式和技术手段，为医生提供了丰富的诊断信息和治疗手段。

第四节　MRI 技术在人体解剖学研究中的应用

MRI 技术在人体解剖学研究中的应用极为广泛，其高分辨率、多参数成像和无辐射的特点，使它成为了解人体内部结构和器官相互关系的重要工具。MRI 检查是一种无创、无辐射的影像检查技术，对人体健康没有影响。但需要注意的是，金属会对外加磁场产生干扰，因此在进行 MRI 检查前需去除身上的金属物品。

MRI 技术原理主要基于核磁共振现象。当人体置于一个强大的静磁场中时，体内的氢原子核（因人体中水占比较大，而水分子中含有氢原子）的磁矩会与外磁场方向一致。这时，通过施加一个射频脉冲（RF pulse），氢原子核的磁矩会暂时偏离外磁场方向，并发生能级跃迁。射频脉冲停止后，氢原子核释放能量并返回原能级，同时发出射频信号。这些射频信号被接收线圈捕获，经过计算机处理，形成人体内部的图像。为了获取不同层面的图像，MRI 设备还会利用梯度磁场。这些梯度磁场在空间上产生变化的磁场强度，使不同位置的氢原子核发出不同频率的射频信号。通过分析这些信号的频率和相位信息，可以精确地定位氢原子核在三维空间中的位置。

MRI 技术提供多种成像参数，如 T1 加权像（T1WI）、T2 加权像（T2WI）、质子密度加权像等。这些参数可以突出显示不同类型的组织或病变，从而帮助医生进行诊断。其中，T1 指组织中的磁化强度从初始激发状态恢复到 63% 的时间，是 T1WI 成像的基础；T2 指组织中的磁化强度从初始激发状态恢复到 37% 的时间，是 T2WI 成像的基础。T1WI 主要显示组织的骨架结构和解剖形态，对脂肪和液体较为敏感。在 T1WI 上，液体（如出血等）和脂肪显示为高信号，而骨骼和肌肉显示为低信号，常用于评估器官和组织的形态结构，如脑部、骨盆、腰椎等。T2WI 则主要显示组织的水含量和组织间隙，对水肿、炎症、肿瘤等组织变化较为敏感。在 T2WI 上，液体和炎症区域显示为高信号，如脑脊液通常呈高信号（即较发白的信号）。除了显示脑脊液外，T2WI 还可以显示脑梗死、脑白质脱髓鞘、多发性硬化等病灶，这些病灶在 T2WI 上表现为高信号，而骨骼和肌肉通常显示为中等信号。

MRI 技术可以清晰地呈现人体各个器官和组织的结构以及器官内部的微小结构，如血管、神经等的分布和走向。这为研究器官发育和功能等提供了依据，对理解器官的微观结构和功能关系具有重要意义。例如，通过 MRI 可以清晰地观察脑部、心脏、肺部等重要器官的形态和位置信息。通过连续扫描，人们还可以观察器官在不同时间点的运动变化，为研究人体运动学提供重要的数据。

相较于其他成像技术，MRI 在显示软组织方面效果更佳。这使得 MRI 在观察脑部、脊柱、关节等结构的解剖细节时具有独特优势。通过特定的序列扫描，MRI 技术还可以观察到器官和组织中代谢物质的分布和动态变化，为解剖学研究提供更为全面的数据。MRI 广泛应用于胸腔（如心脏）、腹部（如肝、胰、脾、肾等实质脏器）的检查，能获得真实的解剖图像，对纵隔检查和心血管疾病的诊断也具有重要价值。图 6-6 和图 6-7 分别展示了正常心包和先天性心包缺失的 T1 加权 MRI 图像。通常心包缺损很难被观察到，但在没有其他诱发因素的情况下，医生可以根据心脏的异常位置来怀疑这种大面积缺损的发生。

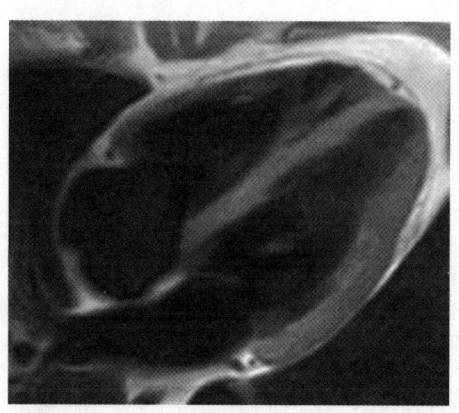

图 6-6　正常心包的 T1 加权快速自旋回波磁共振成像（MRI）

（资料来源：第 41 版 *Gray's Anatomy* 图 57.2）

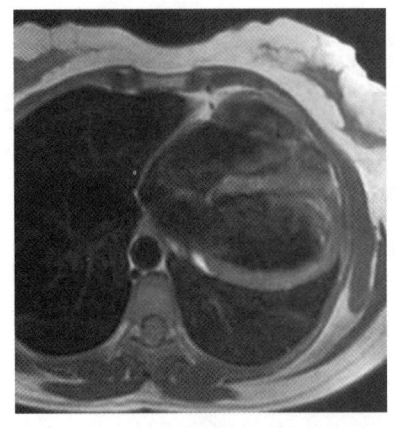 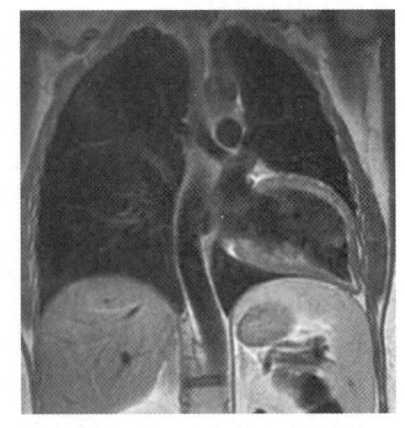

（a）轴位　　　　　　　　　　　　　（b）冠状位

图 6-7　先天性心包缺失的 T1 加权自旋回波 MRI 图像（平面内分辨率为 $1.4×10^{-7}\sim2.0$ mm），显示心脏明显左侧旋转和移位，充满左侧胸腔前部

(资料来源：第 41 版 *Gray's Anatomy* 图 57.8)

此外，MRI 技术在人体解剖学研究中的另一个应用主要体现在对神经系统的检查和监测上（图 6-8 和图 6-9）。MRI 技术是神经系统疾病诊断的重要工具，可清晰分辨脑灰质和白质，对多发性硬化等一类脱髓鞘病的诊断效果明显优于 CT，对脑外伤、脑出血、脑梗死、脑肿瘤等疾病的诊断也具有重要意义。此外，MRI 还能够清晰区分脊髓、硬膜囊和硬膜外脂肪，对肿瘤、脊髓空洞症、脱髓鞘病变等具有较高的诊断价值。

MRI 技术的另一个重要应用是功能 MRI（fMRI）技术，即功能性磁共振成像，这是一种先进的神经影像学技术，对脑科学研究尤为重要。功能 MRI 通过测量神经元活动引发的血液动力学改变来反映大脑功能。当脑神经活化时，其附近的血流会增加以补充消耗掉的氧气。基于血氧浓度相依对比（blood oxygen-level dependent，BOLD）原理，由于带氧血红素与去氧血红素之间磁导率不同，含氧血和缺氧血量的变化会使磁场产生扰动，这种扰动可被 MRI 设备侦测出来。通过重复进行某种思考、动作或经历，并用统计方法判断哪些脑区在这个过程中有信号的变化，可以找出是哪些脑区在执行这些任务。功能 MRI 在神经科学研究领域具有广泛应用，如研究大脑如何响应不同的刺激，探究心理障碍中的功能和结构性大脑异常等，利用该方法可以辅助诊断脱髓鞘疾病、痴呆、脑血管疾病、传染病、阿尔茨海默病和癫痫等。功能 MRI 还广泛应用于心血管造影、肌肉骨骼系统成像、肝脏和肠胃系统成像、磁共振血管造影术等领域。

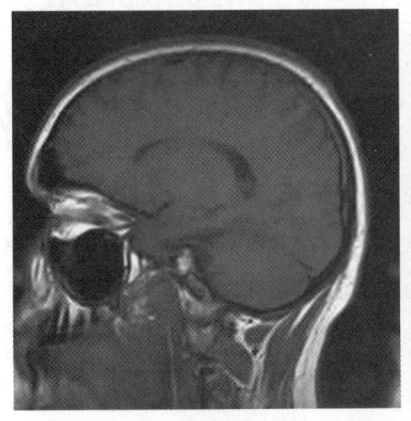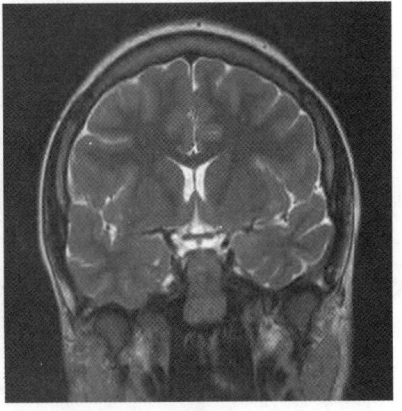

图 6-8　T1 加权矢状位核磁共振成像（左），显示侧脑室的 C 形轮廓。冠状 T2 加权磁共振成像扫描（右），侧脑室前角水平位

(资料来源：第 41 版 *Gray's Anatomy* 图 18.3 和图 18.5)

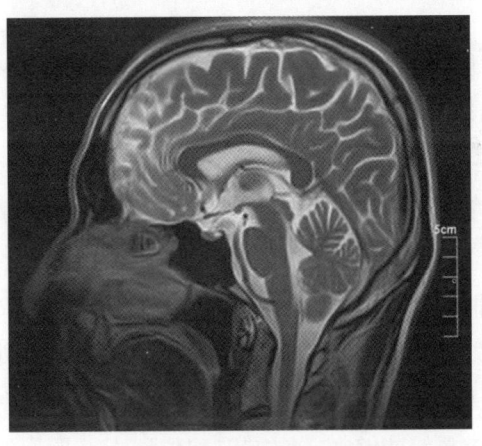

图 6-9　头部矢状位 T2 加权磁共振成像扫描

(资料来源：第 41 版 *Gray's Anatomy* 图 18.9)

第五节　超声技术在人体解剖学研究中的应用

超声技术在人体解剖学研究领域具有广泛的应用，其核心优势在于无创性和无辐射性，已成为人体解剖学研究不可或缺的工具。例如，在肌肉和骨骼系统的研究中，肌骨超声（musculoskeletal ultrasound，MSKUS）已与 X 射线、CT 和 MRI 等技术并驾齐驱，成为肌肉骨骼系统主要的临床影像诊断技术之一。MSKUS 技术能够清晰地展现肌肉和骨骼的解剖结构，尤其在梨状肌解剖形态及梨状肌综合征的诊断中展现了其独特价值。此外，肌骨超声具备实时动态成像的能力，能够捕捉肌肉和骨骼的运动状态，有助于深入理解人体运动机制。在临床实践中，MSKUS 不仅用于诊断，还能够指导治疗，如在注射治疗中，医生可以利用 MSKUS 实时监控针头的位置，确保药物准确注入目标区域，从而提高治疗效果，并减少不必要的风险。

超声成像技术的原理概括如下：首先，超声成像系统通过发射器产生高频声波，其频率通常在 2～18 MHz；随后，声波以固定速度在人体组织内传播，该速度一般为 1540 m/s。声波在不同组织中的传播速度会因组织的密度、弹性等物理特性而有所差异。声波在组织间传播时，会发生反射、散射和折射等。当声波遇到组织内部界面时，部分声波会被反射回来，并由接收器捕获；接收器随后将接收到的声波信号转换为电信号，经过放大、滤波等处理，进行时延和幅度分析。通过这些处理步骤，声波信号被转换为可用于图像重建的数据。最终，通过多次发射声波和接收回波的过程，超声成像系统能够在不同方向和位置上获取回波信号。利用这些信号，系统通过计算和重建技术生成具有空间分辨率的二维或三维图像。这一过程不仅依赖先进的硬件设备，还需要复杂的算法来处理声波信号，确保图像质量。在现代医学影像学中，超声成像技术因操作简便、成本低廉且能够提供实时反馈等优点，已成为不可或缺的诊断工具。

超声技术在全身各实质脏器及病灶显示方面表现出色，是肝脏、乳腺等脏器病变诊断的关键工具。尽管超声技术在神经系统研究中的应用不及 MRI 广泛，但在特定情境下（如产前诊断和新生儿头颅超声检查）仍展现出其独特的优势。此外，在心脏和血管系统的研究中，超声技术可用于评估心脏功能、血流量，并能够诊断各种先天性心血管疾病（图 6-10）。在

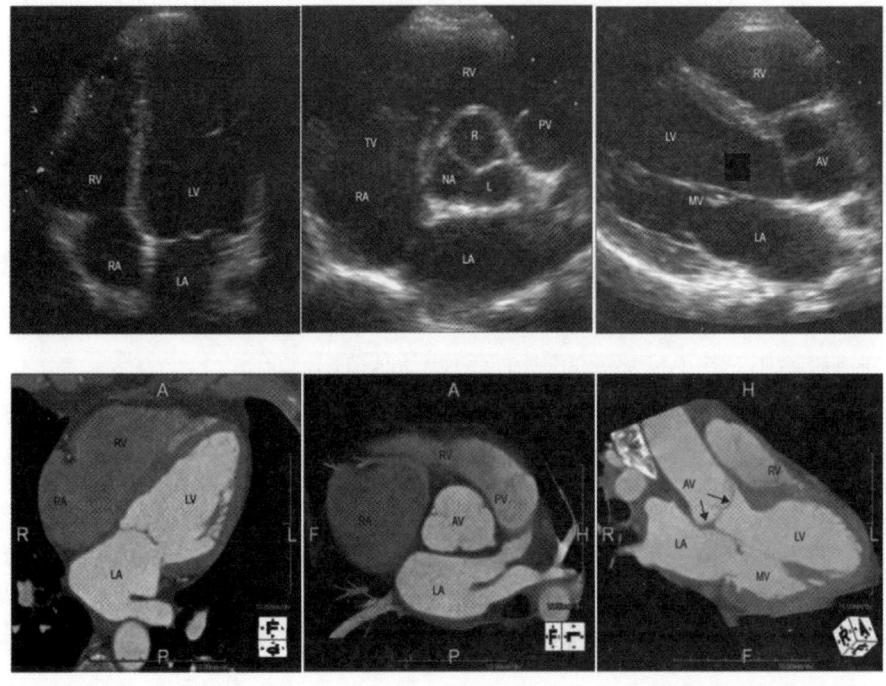

（a）四腔切面及其 CT 图像　　（b）主动脉瓣水平短轴切面　　（c）胸骨旁长轴切面及其 CT
　　　　　　　　　　　　　　　　及其 CT 图像　　　　　　　　　图像

A—前方；AV—主动脉瓣；F—脚；H—头；L—左；LA—左心房；LV—左心室；MV—二尖瓣；NC—非相邻；P—后方；PV—肺动脉瓣；R—右；RA—右心房；RV—右心室；TV—三尖瓣。

图 6-10　经胸超声心动图和 CT 显示的心脏解剖结构

（资料来源：第 41 版 *Gray's Anatomy* 图 57.32）

心脏超声检查中，医生能够利用多普勒效应来测量血流速度和方向，这对于评估心脏瓣膜功能和诊断心脏结构异常至关重要。超声技术的这些应用不仅提高了临床诊断的准确性，也为患者提供了更为安全和舒适的检查体验。随着技术的不断进步，超声图像的分辨率和数据处理能力不断增强，超声图像更加清晰、准确。在实时提供检查结果的同时，超声设备相对便携，适用于床旁检查，为危重病人的即时诊断提供了可能。由此可见，超声技术在人体解剖学研究中的应用具有广泛性和深入性。超声成像技术广

泛应用于消化系统、泌尿系统、心血管系统、妇产科、甲乳外科、眼科等多个领域，可判断脏器的位置、大小、形态，确定病灶的范围和物理性质，为医生提供重要的诊断信息。其独特的优势使其成为医学研究和临床诊断中不可或缺的工具。

第六节　血管造影技术在人体解剖学研究中的应用

血管造影技术在人体解剖中的应用非常广泛。它是一种介入检测方法，通过向血管内注入显影剂，并利用X光无法穿透显影剂的特性，来诊断血管病变。其中最常见的应用是冠状动脉造影。

冠状动脉造影通常在涉及冠状动脉或心脏瓣膜的经皮或外科手术前进行。该过程采用心脏导管插入术，将导管插入冠状动脉，然后注射显影剂，以观察冠状动脉的血流情况，诊断是否存在狭窄或阻塞。具体操作是：将心脏导管穿入股动脉、桡动脉或肱动脉，通常在腿内收并稍稍外旋的体位下进行。用针在腹股沟韧带下3 cm处穿刺完成股动脉穿刺。准确位置通过触摸股动脉搏动来确定，穿刺针以45°角刺入。动脉穿刺后，将一根细导丝通过针头插入动脉。然后将导管沿着导丝，经由髂动脉进入主动脉，再沿主动脉上行，沿主动脉弓向上进入升主动脉。之后可使用不同导丝进入冠状动脉，进行选择性动脉造影和介入治疗。

血管造影通常使用标准高渗透性造影剂。对于一些特定的病人，也可使用低渗透性造影剂。医生可从不同角度对冠状动脉进行造影，以全面评估其解剖结构，并确定血管狭窄的位置和程度。如图6-11所示，左冠状动脉起自左主动脉窦，在正面正投影和左前斜投影下观察效果最佳，可见其多个分支。右前斜切面有助于显示对角线分支和前室间隔（降支）冠状动脉。右冠状动脉起自右主动脉窦，通常可在右前斜切面上观察到。

造影完成后，临床上可通过插入的导管监测血压和血氧饱和度。导管压力的变化可反映瓣膜的狭窄程度，还可计算冠状动脉血流量和相对血流储备。对于严重的狭窄，可先进行球囊血管成形术，再植入支架。球囊对动脉壁上的斑块施加压力，使斑块断裂和分裂，减弱斑块的夹板效应和弹性反冲力，从而增加动脉管腔。支架植入可降低再狭窄率。

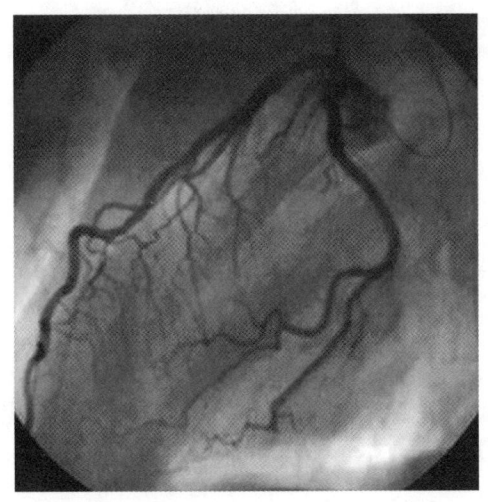

图 6-11　左冠状动脉造影显示左冠状动脉（LCA）的多个分支

（资料来源：第 41 版 *Gray's Anatomy* 图 57.56）

　　此外，血管造影技术还可用于其他部位的血管检查，如颈部、胸部、腹部、四肢等。脑血管造影主要用于诊断脑部血管疾病，如动脉瘤、动静脉畸形等。在中风或短暂性脑缺血发作后，脑血管造影可用于评估是否需要进行支架植入或颈动脉内膜切除术。在干预治疗外周动脉疾病之前，髂骨和股动脉造影能提供关于这些动脉的详细信息，帮助医生确定治疗方案。主动脉造影则主要用于诊断主动脉疾病，如主动脉瘤、主动脉夹层等。它提供有关主动脉解剖结构的详细信息，有助于医生评估疾病的严重程度并制定治疗方案。眼动脉的血管造影使用荧光素染料，可诊断眼科疾病，如视网膜动脉阻塞、视网膜静脉阻塞等。虽然常规肺血管造影术已被 CT 肺血管造影取代，但在某些情况下，如高度怀疑肺栓塞且 CT 肺血管造影无法确诊时，仍可能需要使用肺血管造影术。

　　综上所述，血管造影技术可以清晰地显示血管的解剖结构、血流情况和血管病变，对于疾病的诊断和治疗具有重要意义。但需注意的是，血管造影是一种有创检查，存在一定的风险和并发症，如过敏反应、血管损伤、血栓形成等。因此，在进行血管造影前，需充分了解患者的病情和身体状况，评估风险与益处，并采取相应的预防措施。同时，血管造影检查应由经验丰富的医生执行，以确保检查的准确性和安全性。

参考文献

[1] 丁文龙，刘学政. 系统解剖学 [M]. 9版. 北京：人民卫生出版社，2018.

[2] 汪坤菊. 人体解剖学实验教程 [M]. 北京：科学出版社，2022.

[3] 李新华，邵水金. 人体解剖学实验教程 [M]. 2版. 北京：中国中医药出版社，2019.

[4] 李筱贺，吴仲敏. 人体解剖学实验 [M]. 武汉：华中科技大学出版社，2018.

[5] 高音，姚立杰. 人体解剖学实验 [M]. 3版. 北京：科学出版社，2023.

[6] 艾洪滨. 人体解剖生理学实验教程 [M]. 3版. 北京：科学出版社，2014.

[7] 艾洪滨. 人体解剖生理学 [M]. 2版. 北京：科学出版社，2015.

[8] 江会勇，郑德宇，涂腊根. 人体解剖学实验教程 [M]. 武汉：华中科技大学出版社，2011.

[9] DRAKE R L, VOGL W A, MITCHELL A W M. 格氏解剖学教学版：第4版：英文 [M]. 北京：北京大学医学出版社，2021.

[10] ZORZAL E R, SOUSA M, MENDES D, et al. Anatomy studio：a tool for virtual dissection through augmented 3D reconstruction [J]. Computers and graphics, 2019, 85：74-84.

[11] 钱静，朱清懿，耿云，等. 人体解剖虚拟仿真系统的设计与开发 [J]. 中国医学教育技术，2020，34（3）：318-321.

[12] SCHRAMEK G G R, STOEVESANDT D, REISING A, et al. Imaging in anatomy：a comparison of imaging techniques in embalmed human cadavers [J]. BMC medical education, 2013, 13（1）：

143.

［13］ 王卉，吴涛. Mimics 三维重建模型在人体解剖学学习中的应用［J］. 中国医学教育技术，2012，26（6）：664-667.

［14］ MOORE C S, LINEY G P, BEAVIS A W, et al. A method to produce and validate a digitally reconstructed radiograph-based computer simulation for optimisation of chest radiographs acquired with a computed radiography imaging system［J］. British journal of radiology, 2011, 84 (1006): 890-902.

［15］ 张少君，林洁琼，徐淑敏，等. RSNA2021 医学影像技术研究进展［J］. 中国 CT 和 MRI 杂志，2023，21（3）：181-183.

［16］ LEVY S, BENHAMOU M, NAAMAN C, et al. White matter atlas of the human spinal cord with estimation of partial volume effect［J］. Neuroimage, 2015, 119: 262-271.

［17］ 王圣明，王亚云，冯宇鹏，等. 超声成像技术在解剖学实验教学中的新应用［J］. 解剖学杂志，2017，40（5）：646-647.

［18］ 张继方，谭建国，陈晓琳，等. 三维重建技术在穿支血管解剖中的应用［J］. 解剖学杂志，2021，44（6）：530-533.

［19］ LUSTIG M, DONOHO D, PAULY J M. Sparse MRI: the application of compressed sensing for rapid MR imaging［J］. Magnetic resonance in medicine: official journal of the society of magnetic resonance in medicine, 2007, 58 (6): 1182-1195.

［20］ POWERS W J, RABINSTEIN A A, ACKERSON T, et al. Guidelines for the early management of patients with acute ischemic stroke: 2019 update to the 2018 guidelines for the early management of acute ischemic stroke: a guideline for healthcare professionals from the American Heart Association/American Stroke Association［J］. Stroke: a journal of cerebral circulation, 2019, 50 (12): e344-e418.

［21］ SMITH S M, JENKINSON M, WOOLRICH M W, et al. Advances in functional and structural MR image analysis and implementation as FSL［J］. Neuroimage, 2004, 23 (Suppl. 1): S208-S219.

［22］ CORRETTI M C, ANDERSON T J, BENJAMIN E J, et al. Guidelines for the ultrasound assessment of endothelial-dependent flow-mediated vasodilation of the brachial artery [J]. Journal of the American college of cardiology, 2002, 39 (2): 257-265.

[23] KUMAR V, GU Y, BASU S, et al. Radiomics: the process and the challenges [J]. Magnetic resonance imaging: an international journal of basic research and clinical applications, 2012, 30 (9): 1234-1248.

中英文名词对照

白质（white matter）
半腱肌（semitendinosus）
半膜肌（semimembranosus）
背侧丘脑（dorsal thalamus）
背阔肌（latissimus dorsi）
贲门（cardia）
贲门部（cardiac part）
鼻唇沟（nasolabial sulcus）
鼻骨（nasal bone）
鼻肌（nasalis）
鼻旁窦（paranasal sinuses）
鼻腔（nasal cavity）
鼻咽（nasopharynx）
鼻中隔（nasal septum）
比目鱼肌（soleus）
闭孔神经（obturator nerve）
壁胸膜（parietal pleura）
臂内侧皮神经（medial brachial cutaneous nerve）
扁骨（flat bones）
髌骨（patella）
玻璃体（vitreous body）
不规则骨（irregular bones）
侧脑室（lateral ventricle）

长骨（long bones）
长收肌（adductor longus）
肠系膜上动脉（superior mesenteric artery）
肠系膜上静脉（superior mesenteric vein）
肠系膜下动脉（inferior mesenteric artery）
尺侧腕屈肌（flexor carpi ulnaris）
尺侧腕伸肌（extensor carpi ulnaris）
尺动脉（ulnar artery）
尺骨（ulna）
尺神经（ulnar nerve）
耻骨（pubis）
耻骨肌（pectineus）
锤骨（malleus）
大肠（large intestine）
大动脉转位（transposition of the great arteries）
大脑半球（cerebral hemispheres）
大脑镰（cerebral falx）
大脑皮质（cerebral cortex）
大收肌（adductor magnus）
大隐静脉（great saphenous vein）

大圆肌（teres major）
胆囊（gallbladder）
胆囊窝（fossa for gallbladder）
弹性圆锥（conus elasticus）
岛叶（insular lobe）
镫骨（stapes）
底丘脑（subthalamus）
骶丛（sacral plexus）
骶骨（sacrum）
骶淋巴结（sacral lymph node）
骶神经（sacral nerve）
第三脑室（third ventricle）
第四脑室（fourth ventricle）
蝶窦（sphenoidal sinus）
蝶骨（sphenoid bone）
顶骨（parietal bone）
顶叶（parietal lobe）
动脉导管未闭（patent ductus arteriosus）
法洛四联症（tetralogy of Fallot）
动眼神经（oculomotor nerve）
窦房结（sinoatrial node）
端脑（telencephalon）
短骨（short bones）
短收肌（adductor brevis）
额窦（frontal sinus）
额骨（frontal bone）
额叶（frontal lobe）
腭（palate）
腭帆（velum palatinum）
腭骨（palatine bone）

耳大神经（great auricular nerve）
耳郭（auricle）
耳后动脉（posterior auricular artery）
耳蜗（cochlea）
二腹肌（digastric）
二尖瓣（mitral valve）
方形膜（quadrangular membrane）
房间隔（interatrial septum）
房间隔缺损（atrial septal defect）
房室隔（atrioventricular septum）
房室交界区（atrioventricular junction region）
房室束（atrioventricular bundle）
房水（aqueous humor）
腓肠肌（gastrocnemius）
腓骨（fibula）
腓骨短肌（peroneus brevis）
腓骨长肌（peroneal longus）
腓总神经（common peroneal nerve）
肺（lung）
肺丛（pulmonary plexus）
肺动脉瓣（pulmonary valve）
肺静脉（pulmonary vein）
缝匠肌（sartorius）
跗骨（tarsal bones）
附睾（epididymis）
副神经（accessory nerve）
腹股沟浅淋巴结（superficial inguinal lymph node）
腹股沟深淋巴结（deep inguinal lymph node）

腹横肌（transverse abdominis）
腹内斜肌（obliquus internus abdominis）
腹腔丛（celiac plexus）
腹腔干（celiac trunk）
腹外斜肌（obliquus externus abdominis）
腹下丛（hypogastric plexus）
腹直肌（rectus abdominis）
腹主动脉（abdominal aorta）
腹主动脉丛（abdominal aortic plexus）
肝（liver）
肝门静脉（hepatic portal vein）
肝胰壶腹（hepatopancreatic ampulla）
肝圆韧带（ligamentum teres hepatis）
冈上肌（supraspinatus）
冈下肌（infraspinatus）
肛管（anal canal）
睾丸（testis）
睾丸动脉（testicular artery）
膈肌（diaphragm）
膈上淋巴结（superior phrenic lymph node）
膈神经（phrenic nerve）
肱动脉（brachial artery）
肱二头肌（biceps brachii）
肱骨（humerus）
肱肌（brachialis）

肱桡肌（brachioradialis）
肱三头肌（triceps brachii）
巩膜（sclera）
股薄肌（gracilis）
股动脉（femoral artery）
股二头肌（biceps femoris）
股骨（femur）
股后皮神经（posterior femoral cutaneous nerve）
股静脉（femoral vein）
股神经（femoral nerve）
股四头肌（quadriceps femoris）
股外侧皮神经（lateral femoral cutaneous nerve）
骨半规管（bony semicircular canals）
骨迷路（bony labyrinth）
骨密质（compact bone）
骨膜（periosteum）
骨盆（pelvis）
骨松质（spongy bone）
骨髓（bone marrow）
鼓膜（tympanic membrane）
鼓室（tympanic cavity）
关节唇（articular labrum）
关节面（articular surface）
关节囊（articular capsule）
关节盘（articular disc）
关节腔（articular cavity）
关节突关节（zygapophyseal joint）
冠状窦（coronary sinus）
冠状缝（coronal suture）

冠状沟（coronal sulcus）
贵要静脉（basilic vein）
腘动脉（popliteal artery）
腘淋巴结（popliteal lymph node）
恒牙（permanent teeth）
横窦（transverse sinus）
横突间韧带（intertransverse ligaments）
虹膜（iris）
喉（larynx）
喉前庭（laryngeal vestibule）
喉腔（laryngeal cavity）
喉咽（laryngopharynx）
喉中间腔（intermediate cavity of larynx）
后根（posterior root）
后丘脑（metathalamus）
后索（posterior funiculus）
后外侧沟（posterolateral sulcus）
后斜角肌（scalenus posterior）
后囟（posterior fontanelle）
后正中沟（posterior median sulcus）
后支（posterior branch）
后中间沟（posterior intermediate sulcus）
壶腹嵴（crista ampullaris）
滑车神经（trochlear nerve）
环甲关节（cricothyroid joint）
环杓关节（cricoarytenoid joint）
环状软骨（cricoid cartilage）
黄斑（macula lutea）

黄韧带（ligamenta flava）
灰质（gray matter）
回肠（ileum）
回盲瓣（ileocecal valve）
会厌软骨（epiglottic cartilage）
喙肱肌（coracobrachialis）
肌皮神经（musculocutaneous nerve）
基底核（basal nuclei）
棘间韧带（interspinal ligament）
脊膜支（meningeal branch）
脊神经（spinal nerve）
脊神经节（spinal ganglion）
脊髓（spinal cord）
脊髓圆锥（conus medullaris）
脊柱（vertebral column）
夹肌（splenius）
颊（cheek）
甲状颈干（thyrocervical trunk）
甲状软骨（thyroid cartilage）
甲状舌骨肌（thyrohyoid）
甲状舌骨膜（thyrohyoid membrane）
甲状腺上动脉（superior thyroid artery）
尖淋巴结（apical lymph node）
尖牙（canine teeth）
间脑（diencephalon）
肩关节（shoulder joint）
肩胛背神经（dorsal scapular nerve）
肩胛骨（scapula）
肩胛上神经（suprascapular nerve）
肩胛舌骨肌（omohyoid）

肩胛提肌（levator scapulae）
肩胛下肌（subscapularis）
肩胛下淋巴结（subscapular lymph node）
肩胛下神经（subscapular nerve）
睑结膜（palpebral conjunctiva）
浆膜心包（serous pericardium）
降主动脉（descending aorta）
交通支（communicating branch）
角膜（cornea）
结肠（colon）
结膜（conjunctiva）
结膜穹窿（conjunctival fornix）
睫状体（ciliary body）
茎突舌骨肌（stylohyoid）
晶状体（lens）
精囊（seminal vesicle）
颈丛（cervical plexus）
颈动脉窦（carotid sinus）
颈动脉小球（carotid glomus）
颈横神经（transverse nerve of neck）
颈阔肌（platysma）
颈内动脉（internal carotid artery）
颈内静脉（internal jugular vein）
颈膨大（cervical enlargement）
颈前淋巴结（anterior cervical lymph node）
颈外侧淋巴结（lateral cervical lymph node）
颈神经（cervical nerve）
颈外动脉（external carotid artery）

颈长肌（longus colli）
颈椎（cervical vertebrae）
颈总动脉（common carotid artery）
胫骨（tibia）
胫骨后肌（tibialis posterior）
胫骨前肌（tibialis anterior）
胫后动脉（posterior tibial artery）
胫前动脉（anterior tibial artery）
胫神经（tibial nerve）
静脉韧带（ligamenta venosum）
咀嚼肌（masticatory muscle）
距小腿关节（talocrural joint）
菌状乳头（fungiform papilla）
颏舌骨肌（geniohyoid）
空肠（jejunum）
口唇（oral lips）
口轮匝肌（orbicularis oris）
口咽（oropharynx）
髋骨（hip bone）
髋关节（hip joint）
眶筋膜（orbital fasciae）
眶脂体（adipose body of orbit）
阔筋膜张肌（tensor fasciae latae）
阑尾（vermiform appendix）
肋（rib）
肋横突关节（costotransverse joint）
肋间后动脉（posterior intercostal arteries）
肋间淋巴结（intercostal lymph node）
肋间内肌（intercostales interni）

肋间神经（intercostal nerve）
肋间外肌（intercostales externi）
肋间最内肌（intercostales intimi）
肋颈干（costocervical trunk）
肋头关节（joint of costal head）
肋下神经（subcostal nerve）
泪骨（lacrimal bone）
泪器（lacrimal apparatus）
泪腺（lacrimal gland）
梨状肌（piriformis）
犁骨（vomer）
镰状韧带（falciform ligament）
菱形肌（rhomboideus）
菱形窝（rhomboid fossa）
颅顶肌（epicranius）
颅后窝（posterior cranial fossa）
颅前窝（anterior cranial fossa）
颅中窝（middle cranial fossa）
卵巢（ovary）
卵巢动脉（ovarian artery）
卵圆窝（fossa ovalis）
轮廓乳头（vallate papilla）
螺旋器（spiral organ）
脉络膜（choroid）
盲肠（cecum）
迷走神经（vagus nerve）
面动脉（facial artery）
面肌（facial muscle）
面神经（facial nerve）
膜半规管（semicircular ducts）
膜迷路（membrane labyrinth）

磨牙（molars）
拇短伸肌（extensor pollicis brevis）
拇长屈肌（flexor hallucis longus）
拇长伸肌（extensor hallucis longus）
拇长展肌（abductor pollicis longus）
脑干（brain stem）
脑脊液（crebral spinal fluid）
脑桥（pons）
内耳（internal ear）
内直肌（rectus medialis）
尿道球腺（bulbourethral gland）
颞骨（temporal bone）
颞肌（temporalis）
颞浅动脉（superficial temporal artery）
颞下颌关节（temporomandibular joint）
颞叶（temporal lobe）
膀胱（urinary bladder）
膀胱三角（trigone of bladder）
脾（spleen）
脾静脉（spleen vein）
脾门（splenic hilum）
脾切迹（splenic notch）
胼胝体（corpus callosum）
奇静脉（azygos vein）
气管（trachea）
气管隆嵴（carina of trachea）
髂腹股沟神经（ilioinguinal nerve）
髂腹下神经（iliohypogastric nerve）
髂骨（ilium）

髂内动脉 (internal iliac artery)
髂内静脉 (internal iliac vein)
髂内淋巴结 (internal iliac lymph node)
髂外动脉 (external iliac artery)
髂外静脉 (external iliac vein)
髂外淋巴结 (external iliac lymph node)
髂腰肌 (iliopsoas)
髂总动脉 (common iliac artery)
髂总静脉 (common iliac veins)
髂总淋巴结 (common iliac lymph node)
前臂内侧皮神经 (medial antebrachial cutaneous nerve)
前根 (anterior root)
前锯肌 (serratus anterior)
前列腺 (prostate)
前磨牙 (premolars)
前室间沟 (anterior interventricular groove)
后室间沟 (posterior interventricular groove)
前室间支 (anterior interventricular branch)
前索 (anterior funiculus)
前庭 (vestibule)
前庭襞 (vestibular fold)
前庭蜗神经 (vestibulocochlear nerve)
前外侧沟 (anterolateral sulcus)

前斜角肌 (scalenus anterior)
前囟 (anterior fontanelle)
前正中裂 (anterior median fissure)
前支 (anterior branch)
腔静脉沟 (sulcus for vena cava)
腔静脉孔 (vena caval foramen)
切牙 (incisor)
球结膜 (bulbar conjunctiva)
球囊 (saccule)
球囊斑 (macula sacculi)
颧骨 (zygomatic bone)
桡侧腕短伸肌 (extensor carpi radialis brevis) 指伸肌 (extensor digitorum)
桡侧腕屈肌 (flexor carpi radialis)
桡侧腕长伸肌 (extensor carpi radialis longus)
桡动脉 (radial artery)
桡骨 (radius)
桡神经 (radial nerve)
桡腕关节 (radiocarpal joint)
人中 (philtrum)
人字缝 (lambdoid suture)
韧带 (ligament)
乳突 (mastoid process)
乳突窦 (mastoid antrum)
乳突淋巴结 (mastoid lymph nodes)
乳突小房 (mastoid cells)
乳牙 (deciduous teeth)
软腭 (soft palate)
软脊膜 (spinal pia mater)

软脑膜（cerebral pia mater）
腮腺（parotid gland）
腮腺管乳头（papilla of parotid duct）
腮腺淋巴结（parotid lymph nodes）
三叉神经（trigeminal nerve）
三尖瓣（tricuspid valve）
三角肌（deltoid）
筛窦（ethmoidal sinus）
筛骨（ethmoid bone）
上颌动脉（maxillary artery）
上颌窦（maxillary sinus）
上颌骨（maxillae）
上睑提肌（levator palpebrae superioris）
上腔静脉（superior vena cava）
上丘脑（epithalamus）
上矢状窦（superior sagittal sinus）
上斜肌（obliquus superior）
上直肌（rectus superior）
杓状软骨（arytenoid cartilages）
舌（tongue）
舌动脉（lingual artery）
舌骨（hyoid bone）
舌乳头（papilla of tougue）
舌下神经（hypoglossal nerve）
舌下腺（sublingual gland）
舌咽神经（glossopharyngeal nerve）
射精管（ejaculatory duct）
肾（kidney）
肾大盏（major renal calices）
肾蒂（renal pedicle）
肾动脉（renal artery）
肾窦（renal sinus）
肾筋膜（renal fascia）
肾门（renal hilum）
肾皮质（renal cortex）
肾区（renal region）
肾乳头（renal papilla）
肾髓质（renal medulla）
肾小管（renal tubules）
肾小体（renal corpuscle）
肾小盏（minor renal calices）
肾柱（renal column）
升主动脉（ascending aorta）
生殖股神经（genitofemoral nerve）
声襞（vocal fold）
声门裂（fissure of glottis）
声门下腔（infraglottic cavity）
十二指肠（duodenum）
食管（esophagus）
食管裂孔（esophageal hiatus）
矢状缝（sagittal suture）
示指伸肌（extensor Indicis）
视神经（optic nerve）
视神经盘（optic disc）
视网膜（retina）
视网膜中央动脉（central artery of retina）
室间隔（interventricular septum）
室间隔缺损（ventricular septal defect）

输精管（ductus deferens）
输卵管（uterine tube）
输尿管（ureter）
竖脊肌（erector spinae）
丝状乳头（filiform papilla）
髓核（nucleus pulposus）
锁骨（clavicle）
锁骨上神经（supraclavicular nerve）
锁骨下动脉（subclavian artery）
锁骨下静脉（subclavian vein）
听小骨（auditory ossicles）
瞳孔（pupil）
头臂干（brachiocephalic trunk）
头臂静脉（brachiocephalic veins）
头静脉（cephalic vein）
头前直肌（rectus capitis anterior）
头外侧直肌（rectus capitis lateralis）
头长肌（longus scapitis）
臀大肌（gluteus maximus）
臀上神经（superior gluteal nerve）
臀下神经（inferior gluteal nerve）
臀小肌（gluteus minimus）
臀中肌（gluteus medius）
椭圆囊（utricle）
椭圆囊斑（macula utriculi）
唾液腺（salivary glands）
外鼻（external nose）
外侧淋巴结（lateral lymph node）
外侧索（lateral funiculus）
外耳道（external auditory meatus）
外直肌（rectus lateralis）

腕骨（carpal bones）
腕掌关节（carpometacarpal joint）
尾骨（coccyx）
尾神经（coccygeal nerve）
胃（stomach）
胃大弯（greater curvature of stomach）
胃底（fundus of stomach）
胃体（body of stomach）
胃小弯（lesser curvature of stomach）
蜗管（cochlea duct）
膝关节（knee joint）
下鼻甲（inferior nasal concha）
下颌骨（mandible）
下颌舌骨肌（mylohyoid）
下颌下淋巴结（submandibular lymph nodes）
颏下淋巴结（submental lymph nodes）
下颌下腺（submandibular gland）
下腔静脉（inferior vena cava）
下丘脑（hypothalamus）
下斜肌（obliquus inferior）
下直肌（rectus inferior）
先天性心脏病（congenital heart disease）
纤维环（anulus fibrosus）
纤维囊（fibrous capsule）
纤维心包（fibrous pericardium）
小肠（small intestine）

小脑（cerebellum）
小脑半球（cerebellar hemispheres）
小脑幕（tentorium of cerebellum）
小脑蚓（vermis）
小隐静脉（small saphenous vein）
小鱼际（hypothenar）
小圆肌（teres minor）
小指伸肌（extensor digiti minimi）
斜方肌（trapezius）
心（heart）
心包（pericardium）
心丛（cardiac plexus）
心底（cardiac base）
心肌层（myocardium）
心尖（cardiac apex）
心内膜（endocardium）
心前静脉（anterior cardiac vein）
心外膜（epicardium）
心最小静脉（smallest cardiac vein）
胸背神经（thoracodorsal nerve）
胸大肌（pectoralis major）
胸导管（thoracic duct）
胸骨（sternum）
胸骨甲状肌（sternothyroid）
胸骨角（sternal angle）
胸骨旁淋巴结（parasternal lymph node）
胸骨舌骨肌（sternohyoid）
胸横肌（transversus thoracis）
胸肌淋巴结（pectoral lymph node）
胸廓（thorax）
胸廓内动脉（internal thoracic artery）
胸肋关节（sternocostal joints）
胸膜（pleura）
胸膜腔（pleural cavity）
胸内侧神经（medial pectoral nerve）
胸神经（thoracic nerve）
胸锁乳突肌（sternocleidomastoid）
胸外侧神经（lateral pectoral nerve）
胸腺（thymus）
胸小肌（pectoralis minor）
胸长神经（long thoracic nerve）
胸主动脉（thoracic aorta）
胸椎（thoracic vertebrae）
嗅神经（olfactory nerve）
旋后肌（supinator）
旋前方肌（pronator quadratus）
旋前圆肌（pronator teres）
牙（teeth）
牙根（root of tooth）
牙冠（crown of tooth）
牙颈（neck of tooth）
咽（pharynx）
咽鼓管（pharyngotympanic tube）
咽升动脉（ascending pharyngeal artery）
延髓（medulla oblongata）
眼睑（palpebrae）
眼轮匝肌（orbicularis oculi）
眼球外肌（extraocular muscles）
腰丛（lumbar plexus）

腰骶膨大（lumbosacral enlargement）
腰方肌（quadratus lumborum）
腰淋巴结（lumbar lymph node）
腰神经（lumbar nerve）
腰椎（lumbar vertebrae）
咬肌（masseter）
叶状乳头（foliate papilla）
腋动脉（axillary artery）
腋淋巴结（axillary lymph node）
腋神经（axillary nerve）
胰（pancreas）
乙状窦（sigmoid sinus）
翼点（pterion）
翼内肌（medial pterygoid）
翼外肌（lateral pterygoid）
阴部神经（pudendal nerve）
阴道（vagina）
阴道穹（fornix of vagina）
阴茎（penis）
阴囊（scrotum）
蚓状肌（lumbricales）
硬腭（hard palate）
硬脊膜（spinal dura mater）
硬膜外隙（epidural space）
硬脑膜（cerebral dura mater）
硬脑膜窦（sinuses of dura mater）
幽门（pylorus）
幽门部（pyloric part）
右冠状动脉（right coronary artery）
右淋巴导管（right lymphatic duct）

右心房（right atrium）
右心室（right ventricle）
鱼际（thenar）
脏胸膜（visceral pleura）
展神经（abducen nerve）
掌骨（metacarpal bones）
掌浅弓（superficial palmar arch）
掌深弓（deep palmar arch）
掌长肌（palmaris longus）
砧骨（incus）
枕动脉（occipital artery）
枕骨（occipital bone）
枕骨大孔（foramen magnum）
枕淋巴结（occipital lymph nodes）
枕外隆凸（external occipital protuberance）
枕小神经（lesser occipital nerve）
枕叶（occipital lobe）
正中神经（median nerve）
脂肪囊（fatty renal capsule）
直肠（rectum）
直窦（straight sinus）
跖骨（metatarsal bones）
指骨（phalanges of fingers）
指浅屈肌（flexor digitorum superficialis）
指深屈肌（flexor digitorum profundus）
趾骨（phalanges of toes）
趾长屈肌（flexor digitorum longus）
趾长伸肌（extensor digitorum lon-

gus)
中耳（middle ear）
中脑（midbrain）
中斜角肌（scalenus medius）
中央凹（fovea centralis）
中央管（central canal）
中央淋巴结（central lymph node）
肘关节（elbow joint）
蛛网膜（arachnoid membrane）
蛛网膜下隙（subarachnoid space）
主动脉（aorta）
主动脉瓣（aortic valve）
主动脉弓（aortic arch）
主动脉裂孔（aortic hiatus）
椎动脉（vertebral artery）
椎骨（vertebra）
椎间孔（intervertebral foramina）
椎间盘（intervertebral disc）
椎旁神经节（paravertebral ganglia）
椎前神经节（prevertebral ganglia）
子宫（uterus）
子宫骶韧带（uterosacral ligament）
子宫阔韧带（broad ligament of uterus）
子宫圆韧带（round ligament of uterus）
子宫主韧带（cardinal ligament of uterus）
纵隔（mediastinum）
纵隔后淋巴结（posterior mediastinal lymph node）
纵隔前淋巴结（anterior mediastinal lymph nodes）
左冠状动脉（left coronary artery）
左心房（left atrium）
左心室（left ventricle）
坐骨（ischium）
坐骨神经（sciatic nerve）
子宫旁组织（parametrium）
臂丛（brachial plexus）
蹈长屈肌（flexor hallucis longus）